CÓMO CURAR Y VENCER EL DOLOR DE CABEZA

Bruno Massa

CÓMO CURAR Y VENCER EL DOLOR DE CABEZA

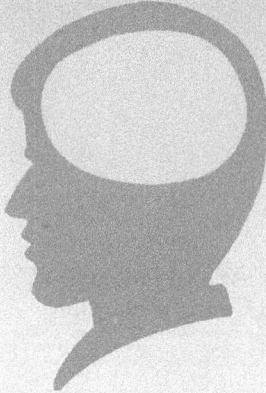

dve
PUBLISHING

A pesar de haber puesto el máximo cuidado en la redacción de esta obra, el autor o el editor no pueden en modo alguno responsabilizarse por las informaciones (fórmulas, recetas, técnicas, etc.) vertidas en el texto. Se aconseja, en el caso de problemas específicos —a menudo únicos— de cada lector en particular, que se consulte con una persona cualificada para obtener las informaciones más completas, más exactas y lo más actualizadas posible. EDITORIAL DE VECCHI, S. A. U.

© Editorial De Vecchi, S. A. 2019
© [2019] Confidential Concepts International Ltd., Ireland
Subsidiary company of Confidential Concepts Inc, USA
ISBN: 978-1-64461-464-8

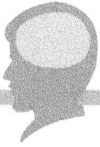

ÍNDICE

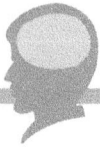

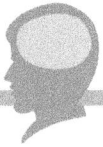

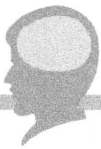

INTRODUCCIÓN

El dolor de cabeza (cefalea para los médicos) es una enfermedad que no mata, pero resulta muy molesta para quien la padece; es una afección tan difundida que se considera una enfermedad social.

En los países industrializados de Occidente la padecen o han padecido el 70 % de la población, mientras que un 30 % la sufre con regularidad de forma recurrente o crónica.

Afecta sobre todo a los adultos, pero también a los niños en edad escolar; prevalece de forma clara en el sexo femenino, lo que supone aproximadamente un 75 % de los adultos afectados.

Los individuos que padecen cefaleas desconocen el origen de sus molestias, intentan aliviar el dolor tomando a diario analgésicos y carecen de perspectivas de curación.

Las dimensiones del fenómeno, en términos de sufrimiento personal y de coste económico para la sociedad, son enormes: las bajas laborales anuales alcanzan cifras hiperbólicas, sin tener en cuenta la disminución del rendimiento laboral de los que no se ausentan del trabajo y sufren las consecuencias del uso continuado de fármacos.

En los últimos decenios, la investigación de los principios químicos analgésicos ha alcanzado metas notables pero sin llegar a eliminar algunos efectos negativos posteriores, mientras que los mecanismos y las modalidades de aparición del dolor no han desvelado la verdadera razón del mismo.

En el ámbito de un enfrentamiento holístico con el problema, y gracias al uso de los preparados terapéuticos «limpios», la medicina natural está alcanzando el objetivo de curar el dolor de cabeza eliminando radicalmente las causas con terapias «suaves» de eficacia demostrada.

EL DOLOR DE CABEZA: CLASIFICACIÓN Y DIAGNÓSTICO

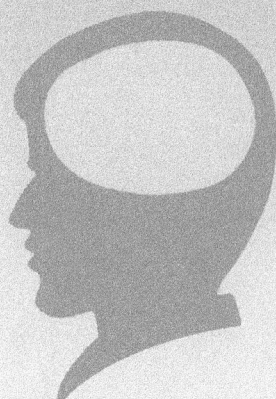

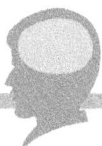

EL DOLOR DE CABEZA EN LA HISTORIA

Se suele definir el dolor de cabeza como una enfermedad de la civilización occidental de nuestros días, pero hay escritos que datan de épocas muy remotas donde ya se menciona. Hay referencias en el papiro de Ebers, una recopilación de fórmulas médicas del Antiguo Egipto, datadas antes del 1600 a. de C.

Del dolor de cabeza se ocupan todos los grandes médicos de la Antigüedad desde Hipócrates (460-370 a. de C.) hasta Galeno (h. 130-200). Este médico griego buscó el origen de la enfermedad en la alteración de los cuatro humores: sangre, flema, bilis amarilla y bilis negra.

En los escritos de Erisístrato se encuentran diferentes terapias (primera mitad del siglo III a. de C.), representante de la escuela de medicina alejandrina, Asclepíades (124-40 a. de C.) y Areteo de Capadocia (finales del siglo II d. de C.), cuyas opiniones dominaron buena parte de la época clásica. En el oscurantismo cultural y científico de la primera mitad de la Edad Media destacan las ideas que provienen del mundo árabe y de los institutos monásticos occidentales. Se atribuye al inglés Thomas Willis (mediados del siglo XV) uno de los tratados sobre patologías del cerebro, que comprenden también el dolor de cabeza. En el 1800 todos los clínicos de las grandes universidades italianas se ocuparon del dolor cefálico, proponiendo sobre todo tratamientos con hierbas. La difusión de la terapia química pertenece a nuestro siglo, en el que se ha extendido la utilización de analgésicos en lugar de los tradicionales remedios naturales.

Hoy día la curación del dolor de cabeza es una prerrogativa de la medicina natural con la fitoterapia, los remedios bioenergéticos y las intervenciones globales sobre las distintas componentes del individuo (físicas, psíquicas, mentales y emocionales).

ALGUNOS CÉLEBRES CEFALÁLGICOS

El dolor de cabeza ha incomodado a muchos personajes famosos que han destacado en el ámbito del arte y de la ciencia. Entre ellos mencionamos algunos como el músico Fryderyk Chopin, los escritores Lev Tolstoj, Guy de Maupassant, Lewis Carrol, Virginia Woolf, el científico Charles Darwin y el filósofo Karl Marx. Tampoco el dictador Adolf Hitler pudo escapar de esta dolorosa afección...

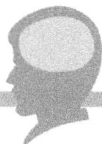

DIFERENTES TIPOS DE DOLOR DE CABEZA

Debido a sus numerosas manifestaciones no existe actualmente una clasificación, basada en un criterio unitario, de los diferentes tipos de dolor de cabeza.

Según las últimas investigaciones, la cefalea no sería una enfermedad sino sólo un síntoma; por esta razón nos parece lógico hacer una clasificación que considere de forma separada los distintos tipos.

Se diferencia de los otras clases de dolor de cabeza el grupo de las *cefaleas secundarias*, porque se cura sólo con la eliminación de la causa orgánica que está en la base y que, por lo tanto, la provoca. No hablaremos aquí del tratamiento de estas formas de dolor, porque cada una de ellas implica intervenciones diagnósticas y terapéuticas que sólo el especialista puede efectuar. Todos los demás tipos de dolor de cabeza serán subdivididos en dos grupos:

- **Cefaleas primarias o esenciales.** Comprenden formas que se manifiestan con características bien definidas pero relacionadas con causas no siempre evidentes que actúan indirectamente en el desencadenamiento del dolor; sobre esta clase de cefaleas se puede intervenir con métodos de curación natural.

- **Cefaleas relacionadas con factores particulares.** Actúan sobre todo como elementos desencadenantes y es necesario intervenir de forma precisa y concreta para alcanzar la curación.

CEFALEAS SECUNDARIAS

Hacer un breve resumen de las cefaleas relacionadas con patologías específicas de las estructuras de la cabeza es indispensable para poder reconocerlas. Asimismo, la simple sospecha de su existencia debe llevar a quien la padezca a acudir al médico para efectuar un

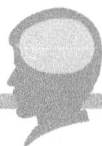

DIFERENTES TIPOS DE CEFALEAS

Cefaleas secundarias

- Por meningitis
- Por hematoma subdural
- Por aneurisma endocraneal
- Por neuralgia del trigémino
- Postraumática
- Por glaucoma
- Por alteración de la función visual
- Por rinitis aguda
- Por rinitis alérgica
- Por otomastoiditis
- Por arteritis de la temporal

Cefaleas primarias o esenciales

- Migraña
- Cefalea tensional
- Cefalea «en racimos»

Cefaleas relacionadas con factores especiales

- Cefalea de la infancia y de la adolescencia
- Cefalea ocasionada por desequilibrios hormonales femeninos
- Cefalea del fin de semana
- Cefalea por mala oclusión dental
- Cefalea por esfuerzo
- Cefalea hipertensiva

chequeo y las intervenciones sobre las patologías específicas que pueden ocasionarla. A continuación veremos las formas en que se configuran las cefaleas secundarias y los síntomas característicos:

- **Por meningitis:** dolor de cabeza progresivo, grave, de forma pulsátil, asociado con fiebre y molestias de orden sensitivo-motor.

- **Por hematoma subdural:** urgencia originada como consecuencia de un traumatismo; dolor intenso y duradero.

- **Por aneurisma endocraneal:** dolor periódico, como el clásico de la migraña, en la región frontal o alrededor de la órbita; también hay una presencia de déficit en campo visual.

- **Por neuralgia del trigémino:** dolor de cabeza paroxístico, lancinante, con recidivas de diferente duración; localización maxilar mandibular.

- **Postraumática:** molestia o dolor cefálico, asociado con irritabilidad y déficit de concentración, que se origina incluso después de meses del traumatismo; las molestias aparecen tras un esfuerzo o se atenúan con el descanso.

- **Por glaucoma:** dolor de cabeza pulsátil, que irradia de la cabeza, con mareo, vómitos, enlentecimiento del pulso; la congestión ocular está relacionada con el aumento de la presión intraocular.

- **Por alteración de la función visual:** dolor de cabeza a veces desproporcionado al grado del defecto ocular, que se origina después de forzar la vista en caso de miopía, presbicia, hipermetropía.

- **Por rinitis aguda (resfriado):** dolor de cabeza frontal con sensación de pesadez en la raíz de la nariz (sensación de nariz tapada) y aumento de la secreción nasal.

- **Por rinitis alérgica:** dolor de cabeza con hipersensibilidad a la luz y al ruido, abundante secreción nasal y conjuntivitis.

- **Por otomastoiditis:** dolor pulsátil unilateral, en correspondencia con la oreja afectada y con irradiación hacia la nuca.

- **Por arteritis de la temporal:** dolor urente y pulsátil en la sien, asociado con molestias visuales, cansancio, malestar general y febrícula.

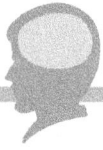

CEFALEAS PRIMARIAS O ESENCIALES

Estas son las formas más difundidas de dolor de cabeza, están caracterizadas por una sintomatología típica, pero sin causas fácilmente reconocibles. Su gravedad no está relacionada tanto con el síntoma de dolor como con las molestias neurovegetativas asociadas, la disminución de la capacidad de concentración y de la memoria, una notable reducción de la capacidad laboral, con compromiso del rendimiento y de las actividades relacionadas del sujeto afectado.

Este grupo comprende la *migraña* (forma más frecuente), la *cefalea tensional* y la *cefalea «en racimos»*.

MIGRAÑA

Este término se ha convertido en sinónimo de dolor de cabeza, pero en realidad se refiere sólo a una variedad específica de esta afección.

Afecta mayoritariamente a las mujeres, con un porcentaje cuatro o cinco veces superior en comparación con los hombres, y se caracteriza por un dolor pulsátil, en la mitad de la cabeza, que empeora con la actividad física.

Es posible diferenciar dos formas de migraña: una acompañada por síntomas neurológicos y sensoriales (migraña con aura), y otra que no está asociada con esto (migraña sin aura).

La forma con aura está precedida por unos hormigueos, que no duran más de una hora, y están localizados en una parte de la cara, de la mano, del brazo y, a veces, de una pierna, por lo general en el lado que corresponde a la crisis de migraña inminente. La duración de las crisis, precedidas o no por el aura, varía por lo general de 4 a 7 horas, y no supera casi nunca las 24 horas. El dolor se manifiesta sobre todo en la región orbitaria y temporal, y casi siempre está acompañado por mareo, vómitos, intolerancia a la luz y al ruido, a veces también por vértigos, trastornos visuales y alteraciones de la conciencia.

CEFALEA TENSIONAL

Después de la migraña, este es el tipo de dolor de cabeza más común; comprende las formas relacionadas con la contracción muscular del cuello y de la espalda.

Puede ser ocasional, recurrente, con incidencia periódica (con crisis de una duración de 30 minutos una vez por semana) o crónica, cuando la molestia está presente más de seis meses al año y más de quince días al mes. El dolor, por lo general de intensidad moderada, no obliga a la persona afectada a permanecer en la oscuridad y en la inactividad sino que incluso, a veces, se alivia con el movimiento; se traduce en un dolor percibido como un casco o como una cinta alrededor de la cabeza, que empieza en la zona occipital, y a menudo se acompaña con mareo y vómitos. Las causas que pueden desencadenar el dolor son variadas:

— alteración en la articulación mandibular;
— cierre mandibular anómalo;
— postura incorrecta mantenida de forma continuada;
— falta de descanso;
— estrés y tensiones emocionales con inmediatas repercusiones musculares.

La última es la causa más frecuente de esta forma de cefalea: los estados de tensión se descargan sobre todo en los músculos del cuello de la espalda, que aparecen contraídos y a menudo presentan dolor a la palpación.

Migraña y cefalea tensional pueden coexistir alternándose o superponiéndose.

No es aconsejable el uso de fármacos analgésicos y de miorrelajantes, mientras que está indicado, junto con un orden de las funciones neurovegetativas, adoptar medidas que propongan la relajación (por ejemplo, el *biofeedback* y el hidromasaje con aceites esenciales).

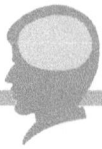

MÚSCULOS AFECTADOS POR LA CEFALEA TENSIONAL

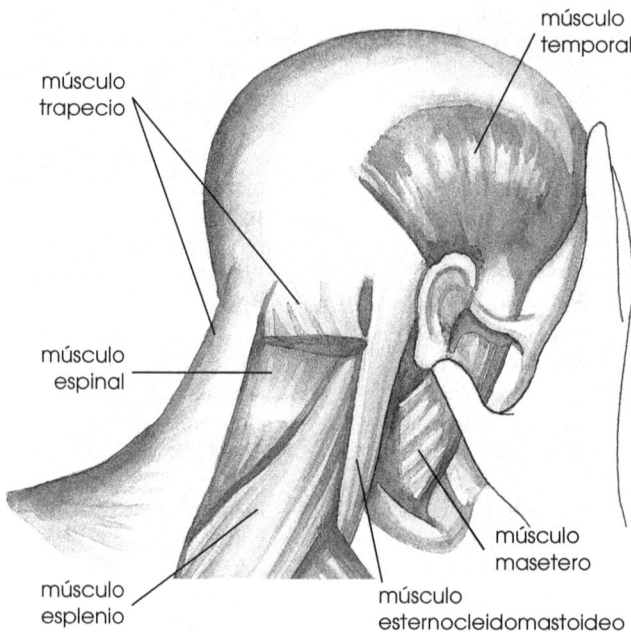

músculo temporal

músculo trapecio

músculo espinal

músculo esplenio

músculo esternocleidomastoideo

músculo masetero

CEFALEA «EN RACIMOS»

Se trata de un tipo de dolor de cabeza exacerbante, recurrente, previsible en su comienzo; se manifiesta entre las dos y las cinco de la mañana, con un dolor intenso que afecta una parte de la cabeza, sobre todo el ojo y la sien.

La crisis dura aproximadamente una hora y se repite «en racimos», o sea, con intervalos de dos semanas. Este tipo, de origen bioquímico desconocido, afecta casi exclusivamente a los hombres con edades comprendidas entre los 30 y los 40 años, activos profesionalmente, sujetos a continuas tensiones nerviosas y al estrés. Las crisis se acompañan casi siempre de lagrimeo y rinorrea, enrojecimiento de la membrana conjuntiva, sudoración en la frente y en la cara, y ptosis palpebral con edema.

CEFALEAS RELACIONADAS CON FACTORES ESPECIALES

CEFALEAS DE LA INFANCIA Y DE LA ADOLESCENCIA

El dolor de cabeza tiene una frecuencia que no se puede descuidar en las primeras fases de la vida, porque afecta, según recientes estadísticas, del 5 al 8 % de las personas entre los 6 y los 12 años.

La mayor incidencia se verifica por lo tanto en edad escolar, con puntas máximas al principio de la escuela primaria y secundaria. Si se excluye un mínimo porcentaje de casos en el cual es reconocible una causa orgánica, se trata a menudo de formas que dependen principalmente de factores emocionales; sustancialmente el dolor sería una señal de la presencia de un profundo malestar interior. Afectan sobre todo a niños y adolescentes muy sensibles, susceptibles de responder de forma excesiva a los estímulos, con escasa resistencia física, ansiosos, inquietos y demasiado activos. Su aparición alrededor de los 6 años no es casual: coincide con el desarrollo de la mente racional y de la capacidad lógica, y con el comienzo de los primeros conflictos emocionales.

En los niños el tratamiento farmacológico se excluye *a priori* por lo que se aconseja optar por una ayuda psicológica, intentando eliminar, o por lo menos disminuir, todas las molestias tanto en el ámbito escolar como en el familiar. Para una curación más radical, es aconsejable esperar al desarrollo del niño, teniendo en cuenta la posibilidad, bastante

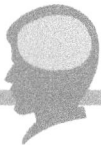

Las causas desencadenantes de la cefalea en el niño y en el adolescente se pueden sintetizar de la siguiente manera:

- pérdida de costumbres consolidadas y de seguridad familiar que coincide a menudo con el comienzo de las clases;
- relaciones difíciles con los compañeros del colegio;
- temor a que surjan conflictos familiares durante su ausencia;
- temor a posibles fracasos en el colegio;
- relación competitiva con los hermanos.

Otros factores que pueden determinar la aparición de estas patologías son:

- padres afectos de dolor de cabeza;
- vómitos cíclicos y/o mareo en coche;
- trastornos del sueño;
- enuresis nocturna;
- crisis acetonémicas;
- malas oclusiones dentales.

frecuente, de una mejoría espontánea. Las terapias naturales se deben limitar a los casos más graves.

CEFALEAS DEBIDAS A DESEQUILIBRIOS HORMONALES FEMENINOS

Se ha demostrado una correlación directa entre el dolor de cabeza y la producción de hormonas sexuales en la mujer.

Se presenta por igual en los dos sexos durante la adolescencia, pero durante la edad adulta la frecuencia del dolor de cabeza es tres veces superior en la mujer, para después disminuir notablemente durante la menopausia. Más del 50 % de las mujeres presentan episodios de cefaleas durante el periodo de la ovulación o durante la menstruación.

En general, el dolor de cabeza mejora durante el embarazo, pero puede volver a aparecer después del parto; además, se modifica con el uso de los anticonceptivos orales y suele atenuarse tras la menopausia.

El ciclo menstrual

Tanto en la ovulación como durante la menstruación el dolor de cabeza se presenta, en las mujeres que lo padecen, como una crisis intensa y larga que dura 2 o 3 días, y se acompaña de mareo; se trata a menudo de una migraña sin aura pero existen casos también con aura prolongada.

Estas manifestaciones migrañosas (y también de cefaleas tensionales) pueden ser parte del denominado «síndrome premenstrual» y por lo tanto asociarse a la tensión de las glándulas mamarias, a los cambios de humor y a los dolores lumbares que a veces acompañan al típico ritmo del ciclo mensual.

Aunque haya discordancia en los datos de los investigadores, parece que las molestias están conectadas con las desarmonías de la acción de las distintas hormonas en las fases siguientes al ciclo.

Según algunos investigadores, el desencadenamiento del dolor se tendría que imputar al aumento de la prolactina, y a la disminución del magnesio en los glóbulos rojos y también a la caída premenstrual de las betaendorfinas.

El embarazo

Más de dos tercios de las mujeres que sufren de migraña suelen presentar una mejoría durante el embarazo, sin una razón aparente.

Sobre todo es la migraña sin aura la que se ve más beneficiada durante esta época, mientras que la migraña con aura suele empeorar.

Las píldoras anticonceptivas

Tras una brusca interrupción de la píldora anticonceptiva se pueden presentar crisis de

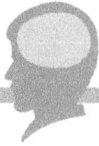

dolor de cabeza. Se manifiestan por lo general con dolor acompañado por trastornos de orden vascular cerebral, que pueden incluso afectar a personas que no sufren habitualmente de cefaleas. Estas crisis serían provocadas por una distorsión de la actividad del ácido araquidónico, responsable de la formación de sustancias que favorecen la agregación de las plaquetas de la sangre que están conectadas directamente con unos pequeños trombos en los capilares cerebrales, con consecuente compromiso del flujo vascular.

La menopausia

El dolor de cabeza, que tiende a atenuarse con la edad, puede agudizarse en el periodo que precede a la menopausia y durante los primeros meses de la misma, mientras que suele mejorar en los años siguientes. Se ha observado que la terapia hormonal sustitutiva durante la menopausia no siempre tiene el mismo efecto en el dolor de cabeza porque, según las crisis, puede agravarlo, mejorarlo o hacer que desaparezca.

CEFALEA DEL FIN DE SEMANA

Es el dolor que aparece durante el fin de semana, cuando se detiene la actividad laboral (cefalea del domingo) o cuando

vuelve a empezar (cefalea del lunes).

La *cefalea del domingo* se imputa a la incapacidad de modificar de golpe los ritmos (a menudo obsesivos y compulsivos) en el periodo del trabajo, para adaptarse al ritmo más relajado de los días de descanso.

El dolor se puede relacionar con una brusca disminución de la tensión, con la interrupción del flujo de toxinas producidas por el estrés y por el cansancio, que a diario invaden los tejidos. Bajo este aspecto se podría asemejar al dolor de cabeza que a menudo aparece al comienzo de los regímenes de desintoxicación o de la deshabituación al tabaco, a las drogas o a las bebidas alcohólicas, y que se determinaría por la brusca inversión de la corriente de toxinas, que se vuelven a poner en circulación por los tejidos para después ser eliminadas.

El fenómeno de la cefalea del fin de semana es mucho más evidente si el día de fiesta se pasa en lugares tranquilos como localidades con ríos y lagos, mientras que se hace menos intenso en lugares de mar, donde el clima es más estimulante.

La *cefalea del lunes* se atribuye en cambio al estado de tensión y a las cargas de molestias y responsabilidades que acompañan la semana laboral y que aparecen de golpe al pensar en el inicio de la actividad laboral.

Las curas para el dolor de cabeza del fin de semana (ineficaces y además contraindicadas las farmacológicas comúnmente propuestas) son prácticas con efectos relajantes que se deben realizar sistemáticamente y comprenden:

— relajación muscular y mental a través del *biofeedback*;
— sesiones de *training* autógeno;
— balneoterapia ozonizada con aceites esenciales de efectos relajantes;
— sesiones de musicoterapia.

CEFALEA DEBIDA A MALAS OCLUSIONES DENTALES

Hay unas formas de dolor de cabeza estrictamente conectadas con un imperfecto sistema de cierre de las arcadas dentales y con el consecuente compromiso de la mecánica del masticar. Los dientes pueden no acoplarse perfectamente por anomalías relacionadas con su desarrollo, pero también debido a una oclusión incorrecta (más alta a lo mejor de unas décimas de milímetro) o por la falta de algún diente: todos estos factores hacen que los dientes trabajen de forma asimétrica.

Si la anomalía perdura en el tiempo, habrá una leve

desviación de la mandíbula y un desequilibrio a cargo de los músculos masticadores y del cuello; así se producen una serie de alteraciones que influyen en la estática, con molestias que pueden variar del dolor de cabeza a los vértigos, y a la acentuación de las molestias durante la menstruación. El sistema músculo-esquelético o esquélético está constituido por unidades conectadas entre sí, de forma que cada desequilibrio pueda repercutir en el conjunto, con consecuencias también en las zonas lejanas del cuerpo. Por esta razón, en cada sujeto que sufre de dolor de cabeza es esencial el control del ajuste corporal, evaluando las anomalías más evidentes:

— diferente y anormal inclinación de la pelvis;
— presencia de una pierna ligeramente más corta;
— labios levemente oblicuos.

Conociendo el sistema de interconexión funcional del aparato muscular y dental, se puede llegar a la causa de una posible mala oclusión y detectar los dientes responsables de la anomalía; lógicamente esta tarea se reserva al médico dentista especialista en ortodoncia.

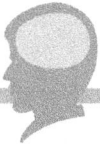

CÓMO SE DETECTAN LAS MALAS OCLUSIONES

Una mala oclusión dental se puede detectar fácilmente con el método kinesiólogico, recurriendo a un simple examen.
Se pide al sujeto interesado que levante un brazo manteniéndolo tenso, después se le indica que cierre las arcadas dentales y se ejerce una contrapresión sobre la extremidad, intentando bajarla.
Si existe una mala oclusión el sujeto no podrá mantener el brazo levantado, mientras que podrá hacerlo si se nivela el desnivel dental, porque se produce una vuelta inmediata de la energía.

CEFALEA POR ESFUERZO

Se trata de un dolor de cabeza que se presenta de forma improvisada como consecuencia de una acción o de un trabajo que excite especialmente el sistema circulatorio. En sujetos predispuestos, se evidencia a menudo debido a un esfuerzo, como al iniciar una carrera, durante un acceso de tos o durante el acto sexual, y se provoca por el brusco aumento de la presión que repercute en el territorio cerebral, a través de una vasodilatación. Es una forma de cefalea poco común que, en un cuadro general de orden funcional, se puede curar con remedios bioenergéticos somatopsicológicos, con compuestos de fitoterapias, con acción modulante de la circulación general y de la microcirculación, y también con tratamientos con acción miorrelajante *(biofeedback)*.

CEFALEA HIPERTENSIVA

Es una forma difusa de dolor de cabeza, que afecta sobre todo a la parte posterior de la cabeza; aparece en la segunda mitad de la noche y se manifiesta con mayor intensidad durante el alba, para después atenuarse durante la mañana.
Su curación se basa en la recuperación de la tensión arterial mediante principios somatopsicológicos, homeopáticos y, sobre todo, de fitoterapia (olivo, ajo y espino blanco).

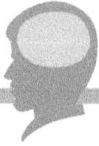

CÓMO SE MANIFIESTA EL DOLOR DE CABEZA

En el dolor de cabeza el mal se puede presentar de diferentes maneras: más o menos intenso y duradero, local o difuso en una extensa zona de la cabeza, aislado o acompañado por otros síntomas; dependiendo de ellas a veces puede caracterizar a unas u otras cefaleas. Veamos a continuación las formas más frecuentes.

▶ *Círculo alrededor de la cabeza:* sensación muy molesta de compresión que afecta de forma circular a la frente y las sienes, donde por lo general es más intenso. Pueden causarlo una mala digestión, comidas demasiado abundantes, alimentos inadecuados y abuso de alcohol.

▶ *Dolor martilleante:* dolor pulsátil localizado en una o ambas sienes. Pueden causarlo la hipertensión, el exceso de tabaco y crisis de cansancio.

DIAGNÓSTICO DIFERENCIAL DE LAS DISTINTAS CLASES DE CEFALEA

	Migraña	Cefalea tensional	Cefalea «en racimos»	Cefalea de la infancia y de la adolescencia
Región del dolor	Frente y sien de un lado	Zona de la nuca, occipital y parietal de la cabeza	Sien y órbita de un lado	Hemicraneal o dolor difuso
Sexo mayormente afectado	Femenino (70 %)	Ambos	Masculino (95 %)	Ambos
Edad más afectada	De la edad escolar a los 40 años	Edad juvenil	Adultos hasta la mediana edad	Edad escolar (6-12 años)
Duración de la crisis	De pocas horas a 2 días	De pocas horas a 2-3 días	De pocos minutos a pocas horas	1-2 días la menstruación
Tipo de dolor	Pulsátil, intenso, que se irradia hacia la oreja y el ojo	Moderado, pero sordo y continuado; empeora al moverse	Muy intenso y recurrente	Hemicraneal o dolor difuso
Incidencia de las crisis	Irregular	Irregular	Crisis seguidas a lo largo de semanas, con intervalos libres, a menudo muy largos	Periódicas recurrentes, a menudo más de una vez por semana
Primeros síntomas	Trastornos acústicos y visuales, no siempre presentes	Sensación de molestia en la nuca	Ninguno	Vómitos clínicos, insomnio, crisis acetonémicas, enuresis
Molestias asociadas	Vértigos, trastornos de la visión, alteración del estado de conciencia	Náusea, vómito	Lagrimeo, congestión nasal, enrojecimiento conjuntivo, sudoración de la frente y de la cara, edema en párpados	Cansancio, pereza

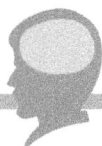

▶ *Sensación de peso en la cabeza:* especie de sobrecarga en la parte alta de la cabeza con sensación de pesadez acompañada por un notable cansancio. Pueden causarlo el estrés, el insomnio y la depresión.

▶ *Sensación de clavo en la cabeza:* dolor agudo, penetrante, localizado en una zona poco amplia de la cabeza y a veces acompañado por enrojecimiento ocular. Pueden causarlo procesos inflamatorios de los senos frontales o etmoidales de la cabeza.

▶ *Dolor lancinante:* descarga de dolor fulminante, penetrante, tanto aislada como intermitente. Típica de la región maxilar y mandibular en la neuralgia del trigémino.

▶ *Molestia óculo-orbitaria:* dolor localizado en la zona de la órbita con enrojecimiento y sensación de tener «arena en los ojos». Puede cursar con el cansancio de la vista debido al uso prolongado del ordenador y gafas con lentes inadecuadas.

Cefalea debida a desequilibrios de hormonas femeninas	Cefalea del fin de semana	Cefalea debida a mala oclusión dental	Cefalea por esfuerzo	Cefalea hipertensiva
Hemicraneal o dolor difuso	Hemicraneal o dolor difuso en la frente	Tensional y localizado en la frente	Casi siempre en el mismo sitio del cráneo	Sensación de pesadez y dolor difuso en el cuerpo
Femenino	Masculino	Ambos	Sobre todo deportistas poco entrenados	Ambos
Edad adulta (15-50 años)	Mediana edad	Edad juvenil y mediana	Edad juvenil y mediana	Edad avanzada
En la ovulación o antes de	24-48 horas	Variable	Relativamente breve la postura erecta	Unas horas; se atenúa con
Difuso y opresivo o hemicraneal	Difuso y hemicraneal	Grave difuso o localizado pulsátil	Brote de dolor agudo, violento	Opresivo pulsátil
Mensual en la temporada de la ovulación y antes de la menstruación	Fin de semana o cuando empieza el trabajo del lunes	Variable	Siempre después de un esfuerzo	Variable
Acentuación de la tensión premenstrual	Ninguno	Alteración del orden de la columna, labios oblicuos, diferente altura de la espalda	Ninguno	Ninguno
Tensión mamaria, sensación difusa de hinchazón, irritabilidad, dolores lumbares	Cansancio y estrés	Vértigos, acentuación de las molestias de la menstruación	Aumento de la tensión arterial en la temporada de las crisis	Muy escasas y variables

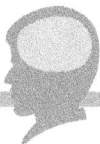

EL DIAGNÓSTICO DEL DOLOR DE CABEZA

DIAGNÓSTICO INSTRUMENTAL

La mayor parte de los dolores de cabeza se detecta fácilmente y se identifica en las formas descritas según los síntomas y la evolución que los caracteriza. Investigaciones diagnósticas de tipo instrumental pueden prescribirse por el médico, en el caso de una sintomatología incierta, para excluir la existencia de formas secundarias, que requieren la intervención de un especialista.

- **Medición de temperatura corporal:** se necesita para evaluar la posibilidad de enfermedades generales febriles o meningoencefalitis.

- **Analíticas:** VSG, hemograma, glicemia, azotemia, pruebas de funcionalidad hepática y renal permiten la evaluación de la posible aparición de distintas enfermedades en el cuerpo de la persona.

- **Examen oftalmoscópico:** puede evidenciar condiciones de astigmatismo y de miopía, que pueden ser causa de dolor cefálico.

- **Examen del fondo ocular:** permite evaluar la presencia de una condición de hipertensión intracraneal.

- **Medición del campo visual:** permite excluir la presencia de tumores intracraneales, especialmente en la hipófisis.

- **Medición de la tensión del globo ocular (tonometría):** permite excluir la presencia de un glaucoma.

- **Electroencefalograma:** permite diagnosticar posibles alteraciones epilépticas, fenómenos de irritación o tumores endocráneos.

- **Velocimetría de los troncos supraórticos (ecodoppler):** puede

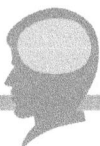

evidenciar anomalías en la circulación de los vasos arteriales y venosos del cuello.

- **TAC (tomografía axial computarizada) y resonancia magnética nuclear:** permiten evidenciar la presencia de formaciones nuevas intracraneales.

- **Examen del líquido cefalorraquídeo:** permite diagnosticar posibles hemorragias intracraneales.

EXÁMENES FÍSICOS

Son exámenes sencillos que puede efectuar el médico de cabecera en su consulta; algunos incluso los puede hacer el mismo paciente en su casa.

EXAMEN DE LOS PUNTOS *TRIGGERS*

Se efectúa comprimiendo con los dedos las protuberancias de la tercera y de la cuarta vértebras cervicales: en los enfermos de cefalea resulta doloroso. Con el paciente tumbado de lado, con la espalda levemente curva, se golpean ligeramente con un martillito de reflejos las últimas vértebras cervicales y las primeras torácicas; el paciente afectado percibe un dolor muy intenso, que

aumenta paulatinamente a medida que se dan los golpes.

SIGNO DEL CUELLO TENSO

Después de estirarse boca abajo, con los hombros relajados, el paciente debe aguantar durante un minuto la cabeza levantada unos centímetros, de modo que provoque una contracción de los músculos del cuello y de la nuca. Mientras la persona en condiciones normales advierte un ligero cansancio, el paciente, después de unos segundos, nota una sensación de dolor en los hombros y en la nuca, que a menudo se extiende por la cabeza transformándose en intenso y pulsátil.

COMPRESIÓN SURAL

Se mide la presión en una pierna, a la altura de la pantorrilla; la compresión de la extremidad provoca una ligera sensación de dolor, que el paciente advierte más intensamente.

TEST DEL TRABAJO MUSCULAR EN ISQUEMIA

Con el paciente boca abajo, con el brazo derecho hacia abajo, se le coloca a la altura del hombro la banda del aparato para medir la

tensión; se hincha paulatinamente con el brazo levantado, de modo que se bloquee el flujo de la sangre en la extremidad; pasado un minuto aproximadamente, se hincha la banda, provocando el reflujo repentino de la sangre. Si la persona en condiciones normales advierte como un pinchazo de aguja y una sensación de calor y de frío repentinos, el afectado nota un dolor intenso. Se repite después el examen anterior pidiendo al paciente, con la banda cerrada, abrir y cerrar con fuerza la mano cada segundo; el paciente percibe antes que la persona no afectada un dolor conectado con la contracción muscular.

PSICOHOLOTESTER

Es un sofisticado método de investigación para detectar la actividad de los dos hemisferios cerebrales, derecho e izquierdo, cuyas elaboraciones aparecen por separado y paralelamente, en tiempo real, en la pantalla de un ordenador. El examen del elaborado permite la evaluación del nivel de actividad de la corteza cerebral y el grado de sincronización de los dos hemisferios. Recordemos que las dos mitades de la corteza cerebral, derecha e izquierda, se reparten el control de las principales funciones cognitivas y motoras: el hemisferio izquierdo es la zona de la

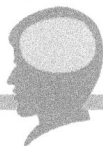

GRÁFICO DEL PSICOHOLOTESTER

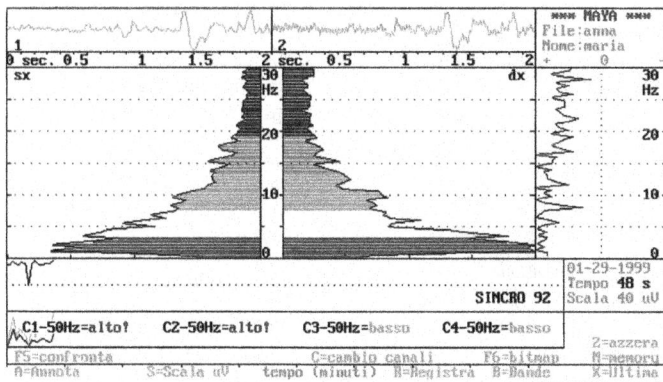

racionalidad y controla las funciones lógico-matemáticas, mientras que el de la derecha es la zona de las funciones creativas, la fantasía, la visión y la gestión del espacio en el conjunto. La interacción funcional de los dos hemisferios pasa por el recíproco intercambio de información a través del cuerpo calloso. Una electroencefalografía común puede captar y amplificar los débiles signos eléctricos producidos por la actividad cortical, traduciéndolos en una serie de ondas que se graban en papel para ser sucesivamente interpretadas. Con el psicoholotester se sacan los datos útiles elaborados y presentados como gráficos con colores muy fáciles de interpretar; datos y gráficos pueden imprimirse en papel y ser memorizados en un disco para después recurrir a ellos en cualquier momento. Los datos del psicoholotester tienen una notable importancia diagnóstica porque permiten mostrar posibles desequilibrios en la actividad cerebral (una condición de estrés, por ejemplo, señalada por una preponderancia funcional del hemisferio de la izquierda) y controlar los resultados de equilibrio después de las curas.

CADA DOLOR DE CABEZA TIENE SU HISTORIA

Buscar datos sobre las modalidades de las manifestaciones del dolor de cabeza, y también sobre las posibles causas de su desencadenamiento, puede ser de gran utilidad, tanto para el médico que se ha consultado como para el mismo paciente. Aquí damos dos ejemplos de cuestionarios muy importantes para los fines diagnósticos. El primero contribuirá a delinear todas las características de la cefalea que padece el sujeto; el segundo ayudará a averiguar con mayor precisión las posibles causas.

Recordemos que las diferentes actividades cerebrales se traducen en otros tantos tipos de manifestaciones eléctricas que aparecen en forma de ondas (alfa, beta y delta).

▶ Las *ondas alfa* tienen una frecuencia de 8 a 12 Hz; indican un estado psicofísico tranquilo y relajado que se acompaña con una mayor capacidad de observación e intuición.

▶ Las *ondas beta* tienen una frecuencia de 13 a 30 Hz; son las ondas del estado de vigilia, de la atención y de la prontitud.

▶ Las *ondas delta* tienen una frecuencia de 1 a 3 Hz y corresponden a un sueño muy profundo o a un profundo estado de meditación o de hipnosis.

FICHA CLÍNICA DEL DOLOR DE CABEZA

¿A qué edad ha empezado el dolor de cabeza?

....

¿Actualmente cómo se manifiesta el dolor de cabeza?

- ❏ de improviso
- ❏ gradualmente
- ❏ con pródromos
- ❏ de día
- ❏ de noche
- ❏ a horas fijas
- ❏ continuo
- ❏ con crisis periódicas

¿Con qué intervalos aparece el dolor?

- ❏ de días
- ❏ de semanas
- ❏ de meses
- ❏ de años
- ❏ sin ninguna norma

¿Qué duración tiene la crisis de dolor?

- ❏ minutos
- ❏ horas
- ❏ semanas
- ❏ meses
- ❏ continuada

¿Cuál es la zona principal del dolor?

- ❏ frente
- ❏ sienes
- ❏ zona occipital
- ❏ en lo alto de la cabeza
- ❏ región orbitaria
- ❏ difuso por toda la cabeza

¿Qué características tiene el dolor?

- ❏ sensación de pesadez
- ❏ sensación de un círculo alrededor de la cabeza
- ❏ sensación de un clavo en la cabeza
- ❏ sensación de un peso en la órbita del ojo
- ❏ martilleante
- ❏ lancinante

¿Cuáles son las molestias asociadas?

- ❏ mareo
- ❏ enrojecimiento de los ojos
- ❏ enrojecimiento de la cara
- ❏ vómitos
- ❏ congestión nasal
- ❏ trastornos visuales
- ❏ diarrea
- ❏ fotofobia
- ❏ confusión mental
- ❏ lagrimeo
- ❏ hipersensibilidad a los olores
- ❏ hipersensibilidad a los ruidos
- ❏ vértigos
- ❏ otros

¿Ha notado alguna relación con los siguientes alimentos?

- ❏ vino tinto
- ❏ vino blanco
- ❏ cerveza
- ❏ licores dulces
- ❏ licores secos
- ❏ pan
- ❏ cereales
- ❏ legumbres
- ❏ guisantes
- ❏ judías
- ❏ quesos frescos
- ❏ quesos fermentados
- ❏ parmesano
- ❏ gorgonzola
- ❏ embutidos
- ❏ manteca
- ❏ jamón
- ❏ mantequilla
- ❏ margarina
- ❏ salsa de soja
- ❏ patatas
- ❏ berenjenas
- ❏ tomates
- ❏ fritos
- ❏ hígado de pollo
- ❏ naranjas
- ❏ plátanos
- ❏ piña
- ❏ frutos secos
- ❏ chocolate
- ❏ helados
- ❏ otros

CUESTIONARIO ANAMNÉSICO

¿Tiene familiares que padecen
de dolor de cabeza? ❏ sí ❏ no

¿Su vida es
especialmente estresante? ❏ sí ❏ no

¿Es incompatible con
sus compañeros de trabajo? ❏ sí ❏ no

¿Se dedica a un trabajo
repetitivo? ❏ sí ❏ no

¿Trabaja con sustancias
perjudiciales? ❏ sí ❏ no

¿Los horarios de trabajo le
alteran los ritmos del sueño? ❏ sí ❏ no

¿Su ambiente familiar
es estresante? ❏ sí ❏ no

¿Se dedica a una actividad
física de forma regular? ❏ sí ❏ no

¿Está cansado a menudo? ❏ sí ❏ no

¿Padece una o más de las siguientes
molestias?

❏ palpitaciones cardiacas
❏ tensión alta
❏ tensión baja
❏ acidez de estomago
❏ mareo
❏ somnolencia después de las comidas
❏ distensión abdominal
❏ estiptiquez
❏ sensación de inestabilidad
❏ cambios de humor

¿Nota dolor en la
columna vertebral? ❏ sí ❏ no

¿Le cuesta masticar? ❏ sí ❏ no

¿Nota rigidez en el cuello? ❏ sí ❏ no

¿Siente con frecuencia
hormigueos en manos y pies? ❏ sí ❏ no

¿Sigue un régimen
de adelgazamiento? ❏ sí ❏ no

¿Come deprisa
masticando poco? ❏ sí ❏ no

¿A menudo come
en horarios diferentes? ❏ sí ❏ no

¿Se esfuerza físicamente? ❏ sí ❏ no

¿Suele tener miedos
incontrolados e irracionales? ❏ sí ❏ no

¿Se preocupa por su futuro? ❏ sí ❏ no

¿Tiene dificultades para
conciliar el sueño? ❏ sí ❏ no

¿Se suele despertar
durante la noche? ❏ sí ❏ no

¿Al levantarse por la mañana
sigue sintiéndose cansado? ❏ sí ❏ no

¿Padece molestias durante
las menstruaciones? ❏ sí ❏ no

¿Consume habitualmente...?
(especificar la cantidad) ❏ sí ❏ no

❏ café
❏ vino
❏ bebidas alcohólicas de alta graduación
❏ chocolate

¿Suele consumir...?
❏ píldoras anticonceptivas
❏ antirreumáticos
❏ ansiolíticos
❏ corticosteroides
❏ antidepresivos
❏ somníferos
❏ analgésicos

LA TERAPIA NATURAL DEL DOLOR DE CABEZA

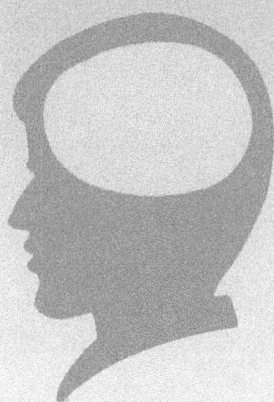

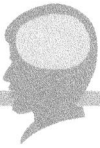

LA ORIENTACIÓN DE LA MEDICINA NATURAL

EL TRATAMIENTO BÁSICO

Según recientes estadísticas, más del 70 % de la población de nuestro país sufre, de forma continuada o por temporadas, de dolor de cabeza; una multitud de hombres, mujeres, y también niños, que solamente tiene a su disposición, para aliviar el dolor, el uso continuado de analgésicos. La investigación médica de las últimas décadas ha obtenido resultados brillantes en la averiguación de los mecanismos de desencadenamiento y transmisión del dolor cefálico, pero no ha conseguido, sobre todo en lo que se refiere a las formas más difundidas de dolor de cabeza (esenciales), sugerir intervenciones con el objetivo de eliminar las causas. Sin embargo, existe una causalidad, y el objetivo principal de la medicina natural es el de intervenir en ella. El dolor de cabeza, de hecho, no es una enfermedad sino un síntoma, la expresión de un malestar más amplio que se manifiesta en un sector (la estructura cerebral vásculo-meníngea) genéticamente predispuesto, en ciertos sujetos, a notarlo.

El dolor, por lo tanto, igual que un timbre de alarma que señala un peligro, no debería ser un elemento que se debe suprimir sin más, sino un indicador de otros daños. Para curar el dolor de cabeza definitivamente es imprescindible, más que tomar analgésicos, eliminar las causas de la molestia que son los elementos que desencadenan el dolor de cabeza. Se trata de numerosos factores físicos, psíquicos y emocionales, que se suman hasta llegar al nivel que desencadena el dolor, y que se deberían eliminar, todos o la mayoría de ellos, para restablecer un correcto equilibrio en las funciones internas del organismo. Un sujeto cuyas funciones sean perfectamente equilibradas no sufrirá nunca de dolor de cabeza. El tratamiento

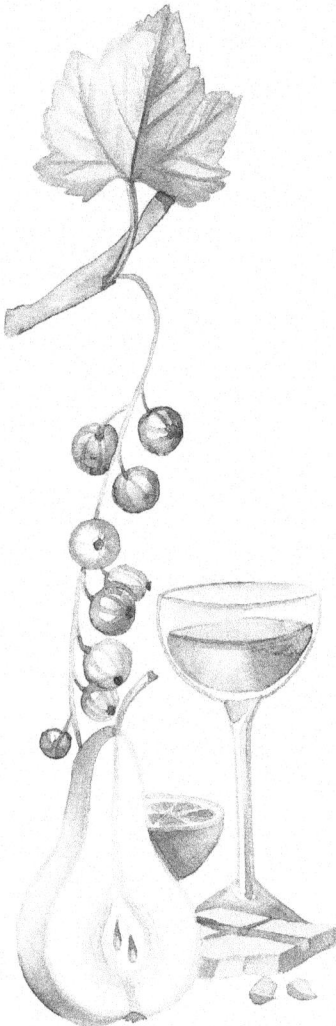

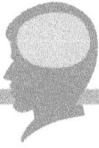

preliminar del dolor de cabeza prevé una serie de intervenciones, realizadas por uno mismo o por el médico, que luchan contra los factores de desequilibrio. En particular, se tratará de corregir:

— una alimentación incorrecta;
— una anómala transformación de los restos de la digestión en el intestino;
— el estreñimiento y el meteorismo;
— la anómala composición de la flora bacteriana intestinal;
— las toxinas en el tejido conectivo.
— una función respiratoria insuficiente;
— el estrés continuado y las actitudes mentales negativas;
— la alteración de los ritmos biológicos.

FACTORES QUE FAVORECEN EL DOLOR DE CABEZA

No forman parte de las causas básicas, por lo tanto no son componentes directos de la molestia que, en sujetos predispuestos por constitución, representa la verdadera causa del dolor de cabeza. Se trata de una serie de factores que, actuando en sujetos con una carga de negatividad al límite y cerca del umbral del dolor, pueden determinar su aparición. Por lo general el papel es solamente ocasional pero, si aparecen de forma más continuada, pueden aumentar su relevancia como factores que influyen en la producción y en el mantenimiento del dolor de cabeza. Veámoslo brevemente.

1. Factores relacionados con la alimentación

— chocolate: contiene vasodilatadores cerebrales, como feniletilamina;
— quesos fermentados: alto contenido en tiramina, sustancia que actúa como vasodilatador cerebral;
— cubitos de caldo: contienen glutamato de sodio;
— embutidos y carnes en conserva: contienen glutamato de sodio;
— vino tinto: contiene alcohol y anhídrido sulfúrico;
— zumos de fruta: los que contienen anhídrido sulfúrico;
— alimentos conservados: si contienen nitritos.

2. Factores climáticos y ambientales

— viento;
— cambios bruscos de temperatura y de clima;
— vivir en sitios con poco oxígeno (debido a una escasa renovación de aire o a la presencia de demasiada gente);
— olores o aromas especiales (olores desagradables, olores de cocina y de frito, humo de tabaco).

3. Factores emocionales

— crisis de ansiedad;
— estrés;
— emociones fuertes;
— excesiva carga de trabajo.

CORREGIR LA ALIMENTACIÓN

En los sujetos genéticamente predispuestos, una alimentación errónea puede llevar a la aparición del dolor de cabeza, tanto aumentando las negatividades que están en la base, como por la acción desencadenante de unos componentes separados de los demás. Ya hemos hablado de cómo un sujeto que está próximo al umbral del desencadenamiento del dolor, simplemente con la ingestión de chocolate, queso o alcohol puede desencadenar la crisis. Por lo tanto, es necesario eliminar radicalmente de la dieta estos elementos con efectos algógenos. Las causas básicas que en cambio influyen, en sentido más general, son la calidad de los alimentos y de su ingestión. Por ejemplo, es importante que los alimentos que se toman a diario, en general, tengan un efecto de alcalinización en

---

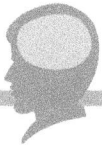

los tejidos, o sea, que después del metabolismo no generen en los mismos un exceso de residuos ácidos. Se ha demostrado que las células, para vivir y funcionar bien, necesitan un ambiente ligeramente alcalino; por esta razón es de fundamental importancia evitar un exceso de alimentos refinados (harinas, azúcares, etc.), con consecuente producción de residuos ácidos. Los alimentos se tienen que digerir correctamente y, por esta razón, se deben masticar y elaborar bien en las primeras porciones del tubo digestivo, para que no queden restos no digeridos que se puedan transformar de forma anómala en el colon. Además, los distintos elementos tienen que ser «correctos» para el organismo, es decir digeribles y completamente transformados en energía. Para conseguir esta verificación es posible recurrir al test de la corrección de los alimentos, que permite averiguar, en función de las costumbres de nutrición del sujeto y de los caracteres adquiridos, los alimentos más idóneos para él.

CORRECCIÓN DE LOS ALIMENTOS

Los alimentos no solamente proporcionan valorías al individuo, sino también la energía directa. Antes de utilizarse, el sistema inmunitario analiza los alimentos y efectúa un reconocimiento de la idoneidad para el organismo. La corrección de un alimento tiene que ver, primero, con la historia evolutiva de la especie y, segundo, con las costumbres alimenticias del grupo étnico y del tronco familiar al que pertenece; para determinar la afinidad o no con un alimento, tienen mucha importancia también la alimentación de la madre durante el embarazo y la lactancia y la del mismo sujeto durante la época en que se desteta de la madre. El *test de la corrección de los alimentos* permite averiguar:

— los alimentos más idóneos: enérgicamente útiles y que habría que preferir.
— los alimentos indiferentes: que se utilizan según la necesidad.

— los alimentos no idóneos: los que se deben evitar al máximo.

EJEMPLO DE ACERCAMIENTO DIETÉTICO

En las formas prolongadas y rebeldes de dolor de cabeza, la primera intervención que habría que actuar prevé una radical desintoxicación del organismo, curando sobre todo las aportaciones alimenticias.

Se puede empezar con tres días seguidos de régimen especial, del cual damos aquí un ejemplo que puede comprender todas las posibles variables relacionadas con las costumbres alimenticias y con las condiciones generales del sujeto.

Este tipo de alimentación requiere un consumo abundante de agua y, después del primer día, de pan, palitos o crackers durante las comidas, en la

CÓMO HACER EL TEST DE CORRECCIÓN DE LOS ALIMENTOS

Los alimentos se prueban con ampollas test que anteriormente se han controlado con un método bioelectrónico (VEGA test), o con el método kinesiólogo.
Los alimentos idóneos para el organismo, o sea inmediatamente reconocidos por el propio sistema inmunitario, aumentan la energía muscular del sujeto, mientras que los que son poco o nada idóneos determinan una fuerte disminución.
La prueba de kinesiología se efectúa intentando bajar al mismo tiempo el brazo tenso del sujeto e intentando abrir las extremidades del pulgar y del índice cerrados como un anillo.

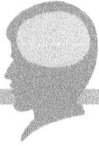

EJEMPLO DE RÉGIMEN DESINTOXICANTE

PRIMER DÍA
Tome durante el día, cada tres horas, fruta fresca de temporada, agua mineral sin gas e infusiones de hierbas a voluntad.

SEGUNDO DÍA
8 h. Un vaso de solución de linfa de abedul y un yogur desnatado.

11 h. Una pieza de fruta de temporada.

13 h. Crema de verdura con arroz; verdura variada aliñada con aceite, limón y sal, y un poco de pan.

17 h. Una pieza de fruta de temporada.

20 h. La verdura cocida que se quiera y un poco de pan.

22 h. Una taza de infusión de té verde.

TERCER DÍA
8 h. Un vaso de solución de linfa de abedul y un yogur desnatado.

11 h. Fruta cocida.

13 h. Tortilla de verdura, y verdura cocida aliñada con aceite, limón y sal.

17 h. Una pieza de fruta de temporada.

20 h. Pescado al vapor o a la plancha con puré de patatas.

22 h. Una taza de infusión de té verde.

cantidad adecuada para mantener el peso.

Hay que tener en cuenta que, durante el primer día, se notará un fuerte dolor de cabeza diferente y a veces más intenso que el habitual; se trata de una reacción positiva relacionada con la desintoxicación. A esta temporada preliminar tiene que seguir un régimen sin alimentos perjudiciales, que hay que prolongar en el tiempo, adecuado a las condiciones individuales y a las exigencias de trabajo. Antes de adoptar un nuevo tipo de régimen, es necesario verificar la existencia de posibles incompatibilidades alimenticias.

CONSEJOS DIETÉTICOS PARA EL MANTENIMIENTO

La curación de una cefalea requiere, para una completa desaparición del dolor, temporadas de duración diferente, relacionadas con el tipo de dolor de cabeza, con las condiciones del sujeto y con el correcto seguimiento de los tratamientos.

Es también importante mantener en el tiempo un estilo de vida sano y, en especial, seguir una alimentación que, en función de las exigencias familiares y laborales, respete al máximo ciertas

NORMAS PARA UNA CORRECTA ALIMENTACIÓN

- Evite el consumo de café, té, chocolate y bebidas alcohólicas.
- Reduzca al mínimo el vino, los fritos, los quesos y los alimentos que contienen aditivos.
- Evite asociaciones alimenticias incorrectas y el uso descontrolado de integradores alimenticios, vitaminas y oligoelementos.
- Prefiera proteínas y grasas vegetales en lugar de las animales, la sal integral en lugar de la refinada, los almidones en lugar de los azúcares simples y los vegetales que contienen fibra.
- Consuma frutas y verduras frescas, de temporada.
- Respete al máximo el horario habitual de las comidas.
- Antes de comer, haga algún ejercicio de relajación para armonizar las funciones vegetativas.
- Mastique bien los alimentos durante un rato.
- No beba mucho mientras come.
- Levántese de la mesa con un poco de apetito.
- Inserte dos tentempiés entre las tres comidas principales (a media mañana y a media tarde).

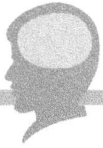

normas fundamentales.
Además, es necesario:

— limitar a los casos de real
necesidad la ingestión de
fármacos químicos, sobre
todo los que contienen
corticosteroides, los
antiinflamatorios, los
antidepresivos y los
laxantes;
— mantener el intestino
vacío sin necesidad de
laxantes, si fuera preciso
con la reeducación;
— no subestimar la
presencia de meteorismo,
lengua sucia y halitosis,
todos estos son síntomas
de fenómenos de
fermentación y de
putrefacción en el
intestino, y además son
factores que influyen en
el dolor de cabeza.

CORREGIR EL ESTREÑIMIENTO Y EL METEORISMO

La digestión de los
alimentos y la siguiente
absorción de sus fracciones
útiles tienen lugar en el
intestino delgado, mientras
que los residuos de los
alimentos que no se digieren
se almacenan en el colon
para ser, a corto plazo,
eliminados.

En el colon pasan
también otras reacciones
útiles gracias a la flora
bacteriana, pero estas no
requieren más que unos
días, después de los cuales
los residuos deberían ser
eliminados.

LOS DAÑOS RELACIONADOS CON LA ABSORCIÓN DE TOXINAS INTESTINALES

- Estados de sufrimiento hepático.
- Sobrecarga funcional del riñón.
- Invasión por toxinas del tejido conectivo.
- Depresión funcional del sistema inmunitario intestinal.
- Predisposición a enfermedades crónicas degenerativas.
- Creación de una condición favorable al dolor de cabeza.

Si la evacuación tarda en
producirse, estos residuos
pueden transformarse de
manera perjudicial por la
acción de las bacterias
anómalas (bacterias de la
fermentación y de la
putrefacción). Después de
estos procesos, se producen
gases que hinchan el colon
(meteorismo) y provocan
daños en el interior, y
especialmente:

— pérdida de tono de las
paredes, con dificultad de
evacuación cada vez
mayor;
— depresión de las
estructuras inmunitarias,
muy numerosas en la
pared del colon.

Estas toxinas gaseosas son
absorbidas por las paredes
intestinales y, al final, llegan
al hígado que, aunque
trabaje al máximo, no
consigue nunca llegar a
desactivarlas por completo.

Parte de las toxinas
puestas en círculo se elimina
inmediatamente a través del
organismo, causando
halitosis, un gusto amargo

en la boca por la mañana y la
lengua sucia. Lo que queda
se almacena en el tejido
conectivo: en primera
instancia en el tejido menos
importante para la
supervivencia (tejido
adiposo y piel), y en segunda
instancia en el tejido de los
órganos vitales (corazón,
cerebro, etc.).

Las consecuencias de esta
progresiva invasión de
toxinas por lo que se refiere
al dolor de cabeza y a la
salud en general son muy
fáciles de imaginar.

HIDROCOLONO-TERAPIA

Es un nuevo tratamiento de
desintoxicación que se está
difundiendo rápidamente.
Su objetivo es «bonificar» el
último tramo de intestino,
el colon, eliminando las
heces, las bacterias anómalas
y, sobre todo, los agentes de
la fermentación y de la
putrefacción, que producen
la mayoría de las toxinas. La
práctica de la
hidrocolonoterapia permite

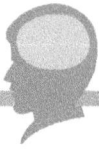

la interrupción del flujo continuo de estas toxinas, que del colon pasan primero a la sangre y después a los tejidos del organismo.

El enema de colon es un tratamiento delicado e indoloro, que se practica con la ayuda de un aparato que regula el flujo del agua en el intestino y su correspondiente expulsión por el recto, con las heces disueltas.

Para su efecto de desintoxicación, la hidrocolonoterapia actúa en sentido preventivo y curativo en relación con el dolor de cabeza y con todas las patologías que reconocen su causa principal en la presencia de las toxinas en los tejidos. En especial, los efectos de este tratamiento, tanto inmediatos como *a posteriori* son los siguientes:

— revitalización general del organismo;
— activación de todas las funciones físicas y mentales;
— estimulación del sistema inmunitario;
— solución a los problemas de estreñimiento crónico;
— mejoría de todas las formas de dolor de cabeza;
— mejoría de la halitosis;
— mejoría de las afecciones de acné.

Se aconseja en todas las formas de cefaleas, pero sobre todo en las que están relacionadas con el

El enema de colon se practica con un aparato que regula el flujo del agua en el intestino

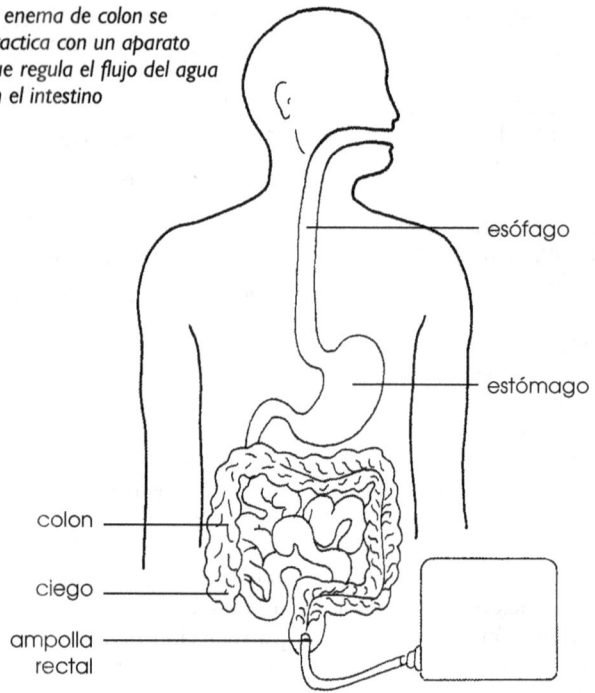

esófago

estómago

colon

ciego

ampolla rectal

estreñimiento y la hinchazón intestinal.

IMPORTANCIA DE LA FLORA BACTERIANA INTESTINAL

El intestino está poblado por una enorme cantidad de bacterias que pertenecen a diferentes especies. En el adulto sano se trata, en la mayoría de los casos, de gérmenes anaerobios, bífido-bacterias y bacteroides, que constituyen la flora intestinal «eubiótica», es decir fisiológica, cuya composición, para la salud y el bienestar del organismo

tiene que ser cualitativa y cuantitativamente constante; garantiza las siguientes funciones:

— síntesis de enzimas (proteasas, mucopolisacáridas);
— síntesis de vitaminas (K, B_2, B_6, B_{12}) y de la biotina;
— protección de la mucosa y de las estructuras inmunitarias del colon;
— control de la motilidad intestinal;
— acción de freno en relación con la flora patógena del colon;
— prevención en la formación de tumores del colon.

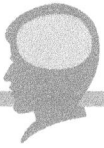

La importancia de estas actividades impone la garantía del equilibrio de esta especie de laboratorio que trabaja para el organismo, defendiendo el hábitat con una alimentación adecuada y una correcta digestión, y también con una rápida integración en el caso de alteraciones cualitativas. A continuación, exponemos las causas principales de alteración de la flora eubiótica intestinal:

— alimentación poco adecuada;
— masticación incorrecta;
— tratamientos prolongados con antibióticos, con medicamentos de corticosteroides, antidepresivos y antirreumáticos;
— déficit de enzimas digestivos;
— uso prolongado de la píldora anticonceptiva;
— estreñimiento rebelde y meteorismo.

En todos estos casos es necesario restablecer el equilibrio bacteriano del colon, después de efectuar la limpieza del intestino con la hidrocolonoterapia.

DESINTOXICAR EL TEJIDO CONÉCTIVO

Presente en el organismo entre una célula y otra, entre un tejido y otro, el tejido conectivo es vehículo de nutrición y de información,

de reacciones vitales y de difusión energética. En los decenios pasados se le consideraba tejido de relleno y de sostén; ahora se ha demostrado que posee un papel muy importante en todos los procesos vitales del organismo. Sus funciones, que garantizan la salud de las células, son múltiples:

— protección y amortiguación de la mecánica de las estructuras internas;
— nutrición;
— reparación y regeneración de las células;
— depuración;
— transmisión de los estímulos y de la información.

La degradación estructural y funcional del tejido conectivo, que se verifica fisiológicamente a través del envejecimiento y aún con más rapidez mediante las intoxicaciones exógenas y endógenas, afecta a los intercambios entre el interior y el exterior de la célula, y se convierte en la causa de muchas enfermedades, además del dolor de cabeza.

La desintoxicación del tejido conectivo es, por lo tanto, una practica indispensable para prevenir y curar las diferentes formas de cefaleas. Se hace a través de dos fases:

— interrupción del flujo continuo de residuos que invaden el tejido conectivo empezando por

el intestino y siguiendo por los pulmones;
— drenaje de los intersticios conectivos.

El primer objetivo se puede realizar con la hidrocolonoterapia, de la cual hemos hablado, o con el ayuno terapéutico; el segundo se puede alcanzar con un tratamiento como la *autohemoterapia ozonizada* o con drenajes vegetales como la *linfa de abedul,* que facilita el paso de los residuos de los intersticios celulares a los vasos linfáticos y la sucesiva eliminación a través del hígado y los riñones.

Si estas intervenciones se utilizan bien, y se asocian con una alimentación de desintoxicación, limpian el substrato conectivo del organismo, premisa indispensable para toda clase de intervención más específica contra el dolor.

AYUNO TERAPÉUTICO

La eliminación completa de alimentos durante uno o más días es el medio más simple y rápido para desintoxicarse, recuperando energía y forma física.

En las formas más leves de intoxicación pueden ser suficientes 1 o 2 días de ayuno o una práctica periódica de un día a la semana durante unos meses; en los casos más graves el ayuno se puede prolongar durante unos días.

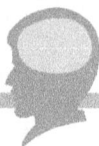

El mecanismo a través del cual se realiza la desintoxicación se basa en diferentes elementos, pero sobre todo en el descanso del aparato digestivo, que detiene la producción de residuos y permite a los emuntorios (hígado y riñones) eliminar las toxinas metabólicas.

Gracias a un adecuado ayuno periódico, los órganos cansados vuelven a adquirir fuerza, la flora bacteriana intestinal se renueva y todas las funciones vuelven a ser eficaces.

Obviamente se trata de una práctica que exige cierta preparación; por ejemplo, se puede empezar saltando una comida, pero sin sobrepasar los dos días seguidos si no se está en un ambiente que permita un control de todas las funciones del organismo.

Es también muy importante volver paulatinamente a la alimentación normal, empezando por alimentos ligeros y zumos de fruta y de verduras, para seguir con los cereales, los lácteos y, al final, los alimentos proteicos.

Entre los efectos beneficiosos del ayuno en sujetos maduros está el aumento de la secreción por parte de la hipófisis de la hormona somatotropa, la hormona del crecimiento, que actúa durante la adolescencia contribuyendo después, en las edades siguientes, a la renovación celular y al mantenimiento de la juventud.

El efecto favorable del ayuno sobre el dolor de cabeza está también relacionado con el aumento de la producción de endorfinas, que se verifica cuando se vuelve a la nutrición, y se adquiere también la capacidad de producir una mayor cantidad en diferentes condiciones de emergencia psicofísica.

AUTOHEMOTERAPIA OZONIZADA

Es una práctica que se basa en la extracción de una determinada cantidad de sangre que se enriquece de ozono y se vuelve a inyectar al mismo donante de sangre; se divide en «grande» y «pequeña» autohemoterapia.

En el primer caso se extraen 100 cc de sangre y se inyectan en una ampolla de transfusión que sirve, una vez se haya enriquecido con el ozono, para devolverlo al mismo paciente; en el segundo caso la sangre, extraída con una inyección de 20 cc después de haberla ozonizado, se devuelve al mismo donante por vía intramuscular.

La frecuencia de la autohemoterapia grande es, por lo general, semanal, la autohemoterapia pequeña es bisemanal o trisemanal.

La inyección de sangre ozonizada es un tipo de tratamiento que actúa contra el dolor, pero también sobre las causas que lo provocan.

La disminución de las crisis de dolor de cabeza está relacionada con una mejor oxigenación de los tejidos para una más simple cesión de oxígeno por parte de la hemoglobina de la sangre.

El aumento de oxigenación de las estructuras cerebrales tiene como consecuencia un mejor funcionamiento de los centros reguladores de la vida neurovegetativa y una activación de la producción de «hormonas de la felicidad» (serotonina, melatonina, etc.), lo cual explicaría la sensación de bienestar advertida después de cada tratamiento.

RESTABLECER LOS RITMOS BIOLÓGICOS

Todas las funciones del ser humano siguen unas alternancias rítmicas; la discordancia, o la no perfecta alineación de los procesos fisiológicos del organismo con las constantes de control externo, representa una fuente de estrés y, a menudo, de trastornos y enfermedades.

Por lo que se refiere al dolor de cabeza, la alteración de los ritmos biológicos (sobre todo del ritmo sueño-vigilia) no solamente se añade a la causalidad básica, sino que contribuye ocasionalmente al desencadenamiento de la crisis. Un periodo de sueño

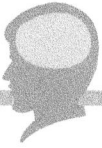

adecuado es indispensable para recargar las células nerviosas, mientras que su falta prolongada y diaria determina un desgaste mental que se puede traducir en neurosis, depresiones y también en dolor de cabeza. El restablecimiento de un ritmo normal de sueño-vigilia es por lo tanto parte de las condiciones indispensables para la eliminación de la cefalea.

Si se parte de la premisa de que se tiene que evitar al máximo la ingestión de somníferos, se pueden usar como sustitutos productos vegetales ligeramente sedantes y se pueden practicar relajaciones psicofísicas.

LIBERARSE DEL ESTRÉS

La eliminación o la reducción del estrés y sus graves repercusiones en el organismo es indispensable para restablecer el correcto funcionamiento de los sistemas neurohumorales del sujeto afectado por el dolor de cabeza. La supresión de las causas estresantes siempre se enfrenta con las dificultades de sustraerse a las ocupaciones personales y sobre todo contrasta con la exigencia psicológica de reaccionar contra las

---

CAUSAS Y CONSECUENCIAS DEL ESTRÉS

Factores causantes del estrés

▷ Externos:
— ruidos molestos y persistentes;
— luces artificiales o intermitentes;
— presencia de campos electromagnéticos.

▷ Internos y de comportamiento:
— fatiga excesiva y prolongada;
— trastornos del sueño;
— alteraciones del ritmo biológico;
— emociones negativas;
— dificultades en la vida social.

Sistemas afectados

▷ sistema nervioso central;
▷ sistema neurovegetativo;
▷ sistema endocrino;
▷ sistema inmunitario

Posibles consecuencias del estrés

▷ dolor de cabeza reactivo;
▷ cansancio crónico;
▷ pérdida de memoria;
▷ merma de la capacidad de reacción y de los reflejos;
▷ hipertensión y alteración del ritmo cardiaco;
▷ gastroduodenitis y colon irritable;
▷ disminución del apetito;
▷ menor resistencia a las infecciones.

---

mismas. Por esta razón es necesario contener las consecuencias negativas aumentando la capacidad de reacción del organismo a través de la relajación del cuerpo y de la mente. Este resultado se puede obtener mediante prácticas psicofísicas, para las cuales

remitimos a los capítulos siguientes y en particular a los siguientes temas:

— *training* autógeno;
— gimnasia respiratoria;
— *biofeedback*;
— musicoterapia;
— hidromasajes con aceites esenciales relajantes.

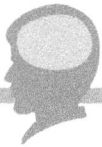

TÉCNICAS DE RELAJACIÓN PSICOFÍSICA

Estadios patológicos de malestar psicofísico, en ámbito tanto individual como colectivo, representan una constante en continuo aumento en nuestra actual sociedad y constituyen una de las causas más importantes de patologías que tienen que ver con el físico y con la psique (el dolor de cabeza es una de ellas).

Se trata en sustancia de una condición de estrés continuado caracterizado por reacciones orgánicas diferentes, desde anómalas respuestas neurovegetativas hasta un aumento extendido o local de la tensión muscular.

Para suprimir lo fundamental de esta molestia, que siempre es deletérea, es indispensable una «separación» que permita la reorganización de pensamientos y de emociones, una sedación que facilite, si ya de por sí no es terapéutica, curas más específicas.

Esto es posible a través de una serie de técnicas que, una vez forman parte de las costumbres cotidianas, permiten un decisivo y sustancial cambio de los ritmos y de los sistemas de vida.

Además del *biofeedback*, que representa el método más práctico y veloz para obtener una relajación psíquica-muscular, entran también en este grupo unas prácticas que son parte de la disciplina del yoga: la respiración vitalizante y una serie de ejercicios que se refieren a las componentes de la cara y de la cabeza directamente relacionadas con el dolor cefálico.

TRAINING AUTÓGENO

Es una teoría de relajación neuromuscular y de relajación psicofísica propuesta en los años veinte por J. H. Schultz y todavía utilizada con buenos resultados según las indicaciones.

Se trata de una especie de autohipnosis que tiene el

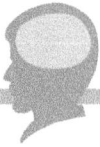

objetivo de relajar los músculos agonistas y los antagonistas, con el consecuente aumento de la aportación de sangre a través de la relajación de las arteriolas, y de lograr un óptimo tono del sistema neurovegetativo; la sedación mental está acompañada por un agradable estado de abandono en el cual las energías, una vez superados los bloqueos, se mueven libremente.

Las siguientes condiciones externas son indispensables para el éxito de esta práctica:

— ambiente silencioso, ventilado y en penumbra de forma que se anulen los estímulos visuales;
— grado correcto de temperatura y humedad;
— ropa cómoda y holgada.

El sujeto tendrá que adoptar una postura cómoda, sentado o boca abajo, y siempre con los ojos parcialmente cerrados.

Las sesiones, que al principio siempre deberían estar dirigidas por expertos, consisten en diferentes fases; cada una de ellas intenta alcanzar la conciencia de una sensación relacionada con una función del cuerpo:

— sensación del peso del brazo;
— sensación de calor de las extremidades;
— percepción del latido cardiaco;
— conciencia de la respiración;
— sensación de calor en el plexo solar;
— sensación de frescor en la frente.

Al final de la sesión el sujeto, además de estar perfectamente relajado, goza de una agradable sensación de calma interior y de un controlado desapego en relación con el entorno; se trata de un estado que está entre la vigilia y el sueño que se ha definido como «hipnoide».

Pasado un tiempo desde la sesión, y una vez adquirida la capacidad de percibir dicho estado y de poder cambiarlo, se alcanza el objetivo de dominarlo a voluntad y según la necesidad. Para la curación del dolor de cabeza están especialmente indicados los ejercicios que se refieren al peso corporal, las modificaciones de la respiración y la temperatura de la frente y de la región del plexo solar.

El tratamiento específico está constituido por una serie de ejercicios que, una vez que se hayan asimilado bajo la guía del instructor, se pueden repetir incluso 2 o 3 veces al día, hasta que sean una costumbre cotidiana.

BIOFEEDBACK

Se trata de una técnica cuyo objetivo es adquirir la conciencia de eventos psicológicos involuntarios, que de otra manera no serían perceptibles y tampoco se podrían variar. Tomar conciencia de ellos, a través de instrumentos que los ponen de relieve, permite seguirlos y modificarlos voluntariamente.

El control de la función, señalada en tiempo real en sus variaciones a través de los instrumentos, permite la influencia a través de intentos inconscientes cuyo objetivo es alcanzar resultados favorables; siguiendo con los ejercicios el sujeto acaba por no necesitar las señales del aparato y utiliza sus recursos para alcanzar el control completo de la función.

Las actividades involuntarias que se pueden llegar a controlar son la presión arterial, la frecuencia cardiaca, la temperatura corporal, el tono muscular liso y estriado del organismo.

El control del tono muscular, que se realiza con las técnicas del *biofeedback* eletromiográfico, es fundamental para la prevención y la cura de la cefalea tensional. Poniendo los electrodos se puede alcanzar la relajación completa de los grupos musculares que interesan (músculos frontales y de las sienes, músculo trapecio); la asimilación de la técnica, por lo general fruto de

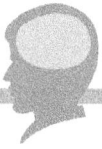

estrategias personales, permite la utilización en cualquier momento que se necesite.

Además del nombrado *biofeedback* eletromiográfico, indicado para las cefaleas tensionales, existen también otros dos tipos, cuyo objetivo es el control de la variación de la vasodilatación y de la transpiración cutánea (respuesta electrodesual), funciones que varían en relación con los estados emocionales; son más indicados para el control de la migraña y para otras formas comunes de cefaleas.

RESPIRACIÓN VITALIZANTE

La respiración, junto con la circulación, es la función más importante para la vida, hasta el punto de ponerla en peligro con un breve paro.

Acompaña al individuo a lo largo de su existencia dándole la energía que necesita y condicionando su vitalidad, a través del grado de su funcionamiento, que puede ser más o menos eficaz.

Con la respiración se aporta oxígeno, anhídrido carbónico, nitrógeno y vapor acuoso, pero también las más sutiles energías cósmicas y una cierta cantidad de iones (partículas elementales que han adquirido una carga eléctrica). Los iones

desarrollan en el organismo acciones complejas, algunas de las cuales todavía no se han identificado.

IMPORTANCIA DE LA IONIZACIÓN DEL AIRE

La sola presencia del oxígeno en el ambiente no garantiza una óptima eficiencia física, y esto depende en gran medida de los tipos de elementos ionizados presentes en el aire. Se ha demostrado que los iones positivos provocan, en los individuos que los respiran, un estado de ansiedad, mientras que los negativos favorecen una condición de relajación y tranquilidad.

Los grandes iones positivos que deprimen la vitalidad actuando sobre todo como excitantes, abundan en el aire de las ciudades industrializadas y también en el ambiente cerrado de las casas. A menudo son los únicos responsables del dolor de cabeza grave que suele afectar a algunos sujetos en locales atestados de gente y muy poco ventilados o en lugares que no son aptos para trabajar.

La presencia de estos iones positivos resulta favorecida por los humos de las calderas de la calefacción, las descargas de las industrias, los vientos calientes como el siroco y las variaciones de la presión

barométrica que se verifican durante las perturbaciones climáticas.

Los pequeños iones negativos abundan, en cambio, en las zonas abiertas, en correspondencia con masas de aire en movimiento y en zonas ricas de cultivos con árboles; en estos ambientes, su acción vitalizante se asocia con la de las radiaciones solares y lunares.

Muchas formas de dolor de cabeza de origen meteoropática tienen que ver con la incidencia negativa de los microclimas locales y mejoran mucho con la ionización del aire presente en el ambiente, y realizable con aparatos especiales.

El uso de estos ionizadores es útil para renovar el aire de los ambientes en los cuales se vive y donde se quiere practicar gimnasia respiratoria.

GIMNASIA RESPIRATORIA

Un ambiente bien oxigenado e ionizado no garantiza una función respiratoria óptima para el organismo. La mayor parte de las personas respira normalmente de forma incorrecta, sin adaptar la dinámica de la respiración a las diferentes exigencias que el organismo pueda tener durante el día. De hecho,

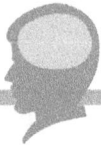

no estamos acostumbrados a aprovechar completamente todas las potencialidades de la respiración, por lo que se refiere a la amplitud y a la frecuencia del acto respiratorio.

Una respiración óptima tiene que ser profunda, para poder aprovechar una mayor cantidad de oxígeno, y lenta, a fin de aumentar los intercambios gaseosos en los alveolos pulmonares (de oxígeno desde los alveolos pulmonares a la sangre y de anhídrido carbónico en sentido opuesto).

Se obtiene una mayor amplitud de respiración utilizando sobre todo las excursiones del diafragma y no solamente las de las costillas y de las clavículas, el rendimiento de las cuales, en términos de toma de aire y por lo tanto de oxígeno, es más limitado.

Una menor frecuencia de los actos respiratorios se obtiene prolongando los tiempos de las espiraciones y de las pausas espiratorias, lo cual tiene un efecto notablemente relajante sobre el organismo.

Además, para una mejor eficiencia de la respiración, es útil también la «interiorización» de la respiración, es decir la adquisición de una mayor conciencia en los actos respiratorios, con el fin de favorecer un estado de relajación mental y muscular.

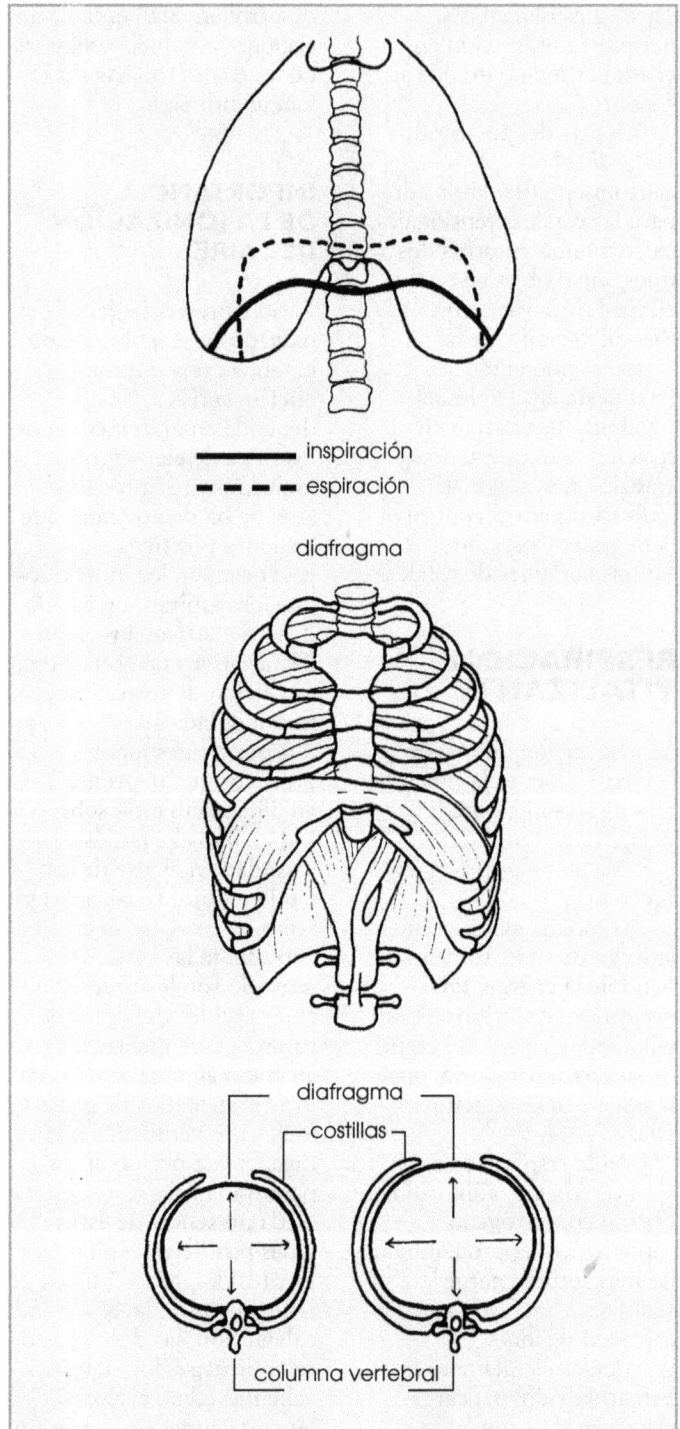

—— inspiración
- - - - espiración

diafragma

diafragma
costillas

columna vertebral

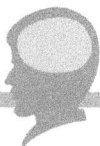

EJERCICIOS DE GIMNASIA RESPIRATORIA

Se debe efectuar en un ambiente bien oxigenado e ionizado, con una temperatura ideal, con ropa cómoda y que no apriete.

Cada fase del ciclo respiratorio se tiene que encarar sin esfuerzo, y cada una de las modificaciones se ha de realizar gradualmente.

Ante la más pequeña molestia (vértigos, latidos en las sienes, etc.), es necesario interrumpir inmediatamente el ejercicio, volviendo a una respiración suave y espontánea.

La duración, al principio reducida, se puede aumentar paulatinamente.

1. Siéntese con las manos apoyadas en las piernas y el busto erecto.

2. Inspire solamente con la nariz, lenta y profundamente, intentando aprovechar el descenso del diafragma; el abdomen debe estar libre para expandirse hacia delante.

3. Mantenga la respiración brevemente (pausa inspiratoria).

4. Espire lentamente a través de la nariz o por la boca entreabierta; la duración de la espiración se debería aumentar paulatinamente.

5. Mantenga los pulmones vacíos durante el máximo de tiempo posible (pausa espiratoria), para aprovechar el efecto relajante de esta fase.

REBIRTHING

Significa literalmente «renacimiento» y es un método de respiración cuyo objetivo es la acumulación de energía. Fue ideado en los años setenta por un americano, Leonard Or, que perfeccionó un ritmo respiratorio descubierto por casualidad y considerado digno de notable interés. Consiste en un tipo de respiración «circular», es decir, efectuada lentamente y sin afán, pero de forma continuada, eliminando las pausas de la inspiración y de la espiración: al final de la inspiración se empieza inmediatamente la espiración, y así se sigue; no existen en ningún momento periodos de apnea, es decir, sin respiración.

El ejercicio, que se puede practicar solo o en grupos, se tiene que realizar en una postura cómoda, preferiblemente sentado en un sillón, sin cruzar las piernas; suele ser más eficaz si se hace en un estado de relajación psicofísica, y es muy importante seguir mentalmente el flujo del aire que entra y sale de los pulmones.

La respiración siempre es nasal, sin realizar ningún esfuerzo; no sirve que el tórax, una vez lleno de aire, se vacíe de forma natural, gracias a la elasticidad de la caja torácica y de los pulmones.

En la versión original practicada por su creador, la sesión preveía que el sujeto se estirara cómodamente en una bañera con agua tibia; después de 10 minutos de respiración, se verificaba una especie de alteración del estado de conciencia, en la cual se revivían experiencias de la infancia o de la adolescencia.

La práctica efectuada en ausencia del elemento líquido permite obtener el mismo estado de relajación, pero de forma más gradual y menos traumática.

De todas maneras es aconsejable enfrentarse a esta interesante experiencia con la guía de un experto, para evitar que aparezcan las intensas emociones del

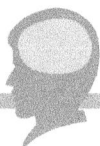

pasado y esto conduzca a un estado de agitación.

YOGA

El yoga es más una filosofía de vida que una terapia para la curación de enfermedades.

Según sus dictámenes, la salud está estrictamente conectada con una armónica relación del individuo con uno mismo, con el ambiente y con las leyes cósmicas, la violación de las cuales, según un estilo de vida antinatural, favorecería inevitablemente la aparición de alguna patología. Aunque el objetivo del yoga es la prevención, existen unas prácticas para ayudar, también en el ámbito que nos interesa, a encontrar el camino hacia una curación, esta se puede alcanzar mediante dos vías:

— la restauración de los ritmos fisiológicos naturales, gracias a una alimentación idónea y a una correcta respiración;
— la práctica de posturas especiales (asana), que puede estimular determinadas funciones del organismo.

Para el yoga la respiración es también un medio para el equilibrio de las corrientes energéticas del organismo en sus polaridades; para este objetivo se usan dos canales virtuales energéticos (Ida y Pingala)

que recorren el organismo humano de la cabeza a la pelvis, y a través de los cuales se acompaña mentalmente la respiración para el equilibrio

neurovegetativo. Este resultado se obtiene pasando la corriente respiratoria solamente por una de las fosas nasales, y tapando la otra con un dedo. De esta

RESPIRACIÓN LUNAR

Indicada para los sujetos con migraña, simpaticotónicos, hipotensos y con tendencia a la ansiedad.

1. Cierre con el pulgar la fosa nasal derecha.

2. Respire lenta y profundamente por la fosa nasal izquierda.

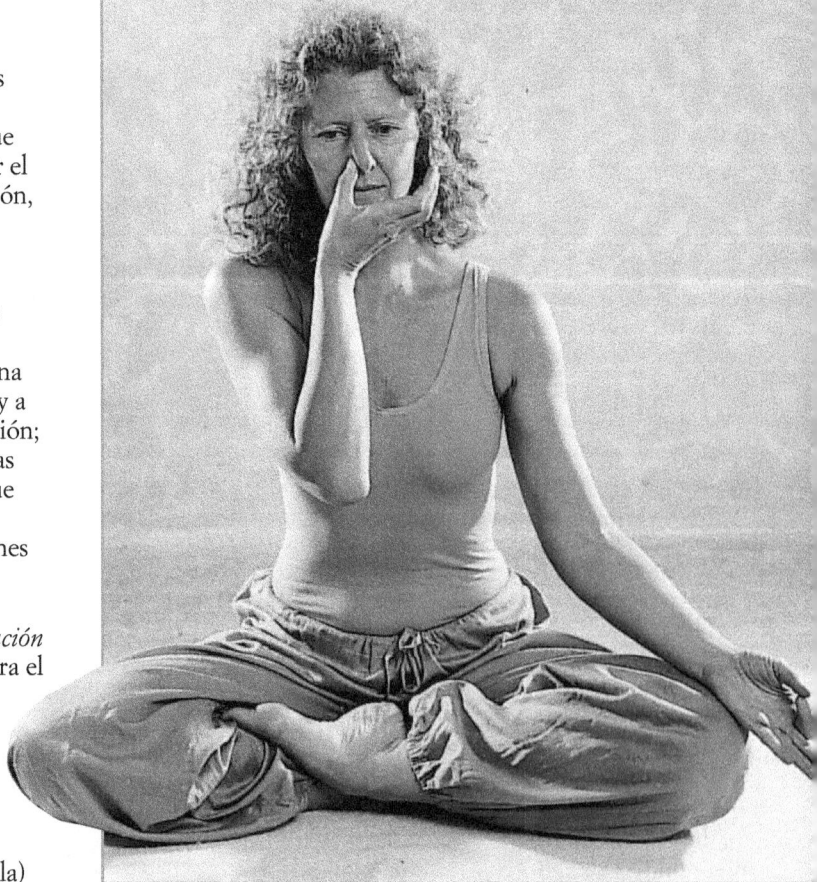

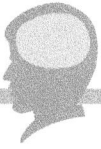

RESPIRACIÓN SOLAR

Indicada para los sujetos con migrañas, vagotónicos, hipotensos y con tendencia a la depresión.

1. Cierre con el pulgar la fosa nasal izquierda.

2. Respire lenta y profundamente con la fosa nasal derecha.

práctica existen diferentes variantes. Es posible alternar los dos tipos de respiración (cada vez por una de las dos fosas nasales): este ejercicio sirve para equilibrar la actividad neurovegetativa, corrigiendo las situaciones de falta de energía que a menudo son la base de formas de cefaleas primarias. Para la curación de unas formas de dolor de cabeza conectadas sobre todo con las disfunciones neurohormonales se indican algunas posturas especiales *(asana)*. A continuación enseñaremos las dos variantes de un ejercicio conocido como «postura de la vela» y una serie de doce posturas conocida como «el saludo al sol».

EJERCICIO DE LA VELA

Se puede hacer tanto apoyando la cabeza en los codos (Salamba Sirsasana) como también apoyándose en cabeza, nuca y espalda (Salamba Sarvangasana).
La primera postura actúa a través de un mayor riego de los centros corticales, la segunda, además, emplea la estimulación funcional de la glándula tiroides.

SALAMBA SIRSASANA

1. Apoye la cabeza en el suelo, al lado de las manos y de las rodillas.

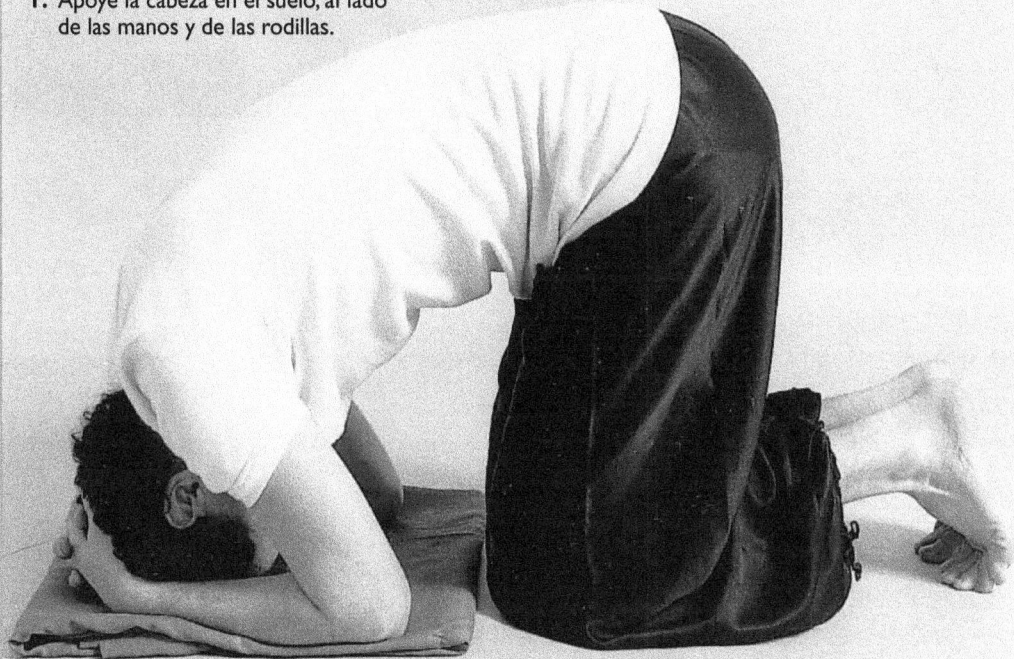

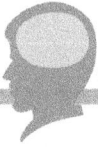

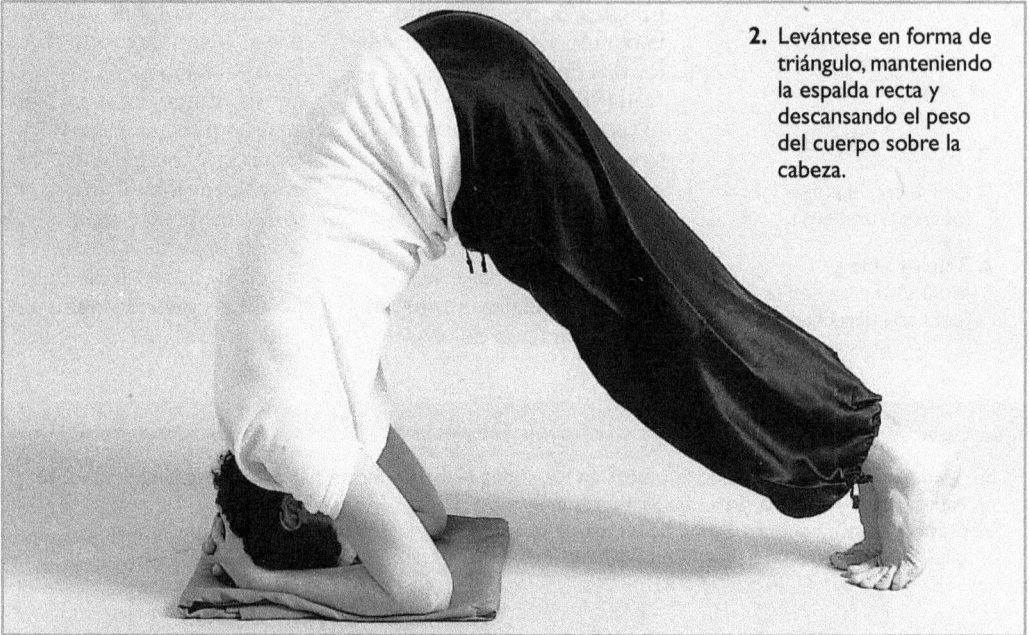

2. Levántese en forma de triángulo, manteniendo la espalda recta y descansando el peso del cuerpo sobre la cabeza.

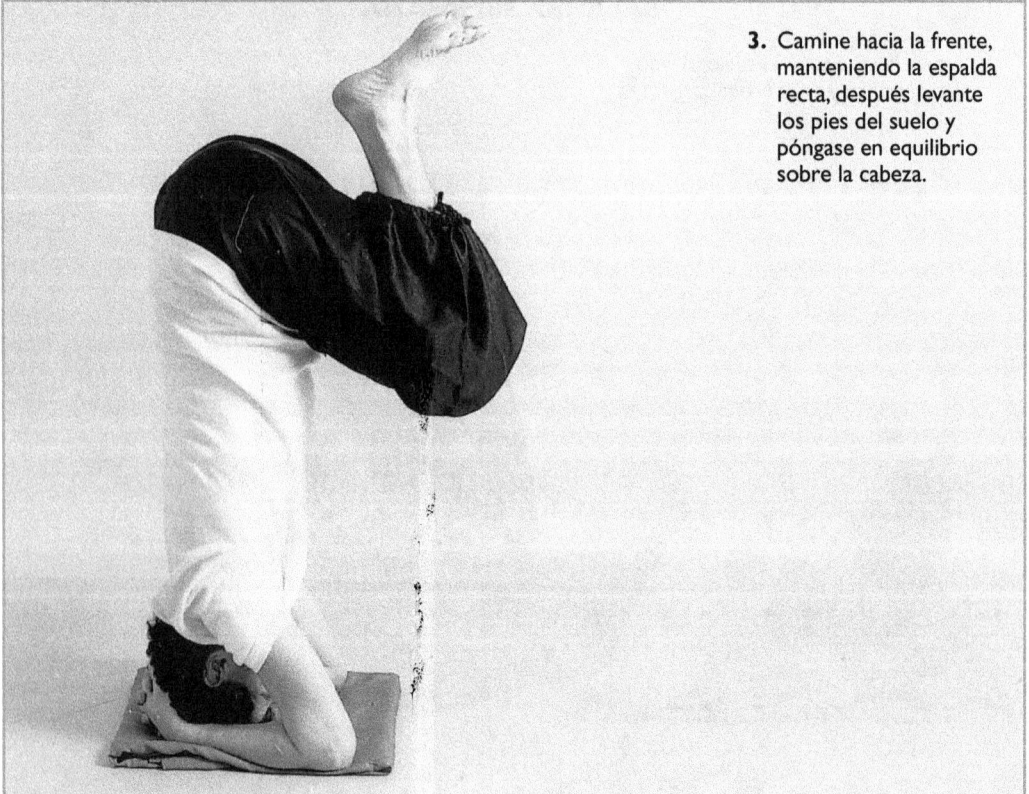

3. Camine hacia la frente, manteniendo la espalda recta, después levante los pies del suelo y póngase en equilibrio sobre la cabeza.

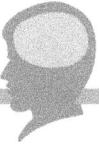

4. Manteniendo las piernas dobladas, lleve las rodillas hacia arriba, moviendo al mismo tiempo la pelvis hacia delante para equilibrar el movimiento de las piernas.

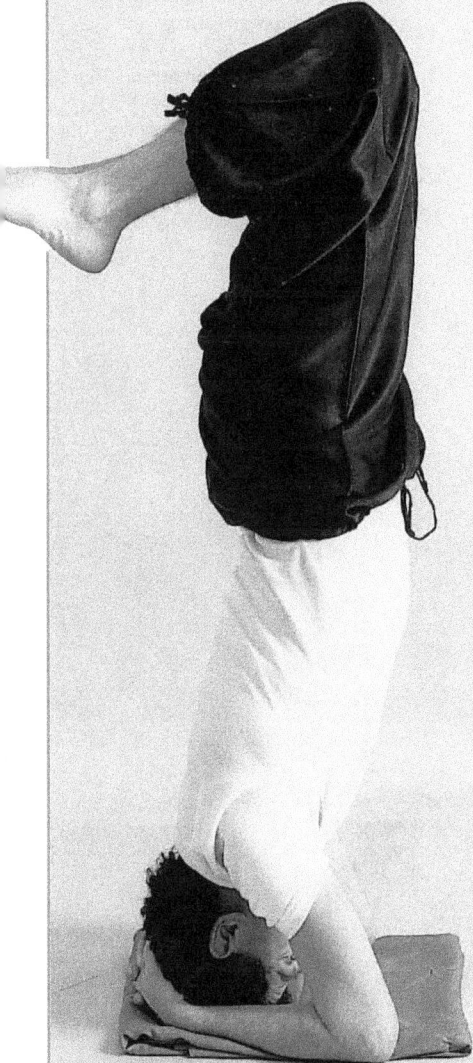

5. Ponga las piernas rectas sin mover los pies.

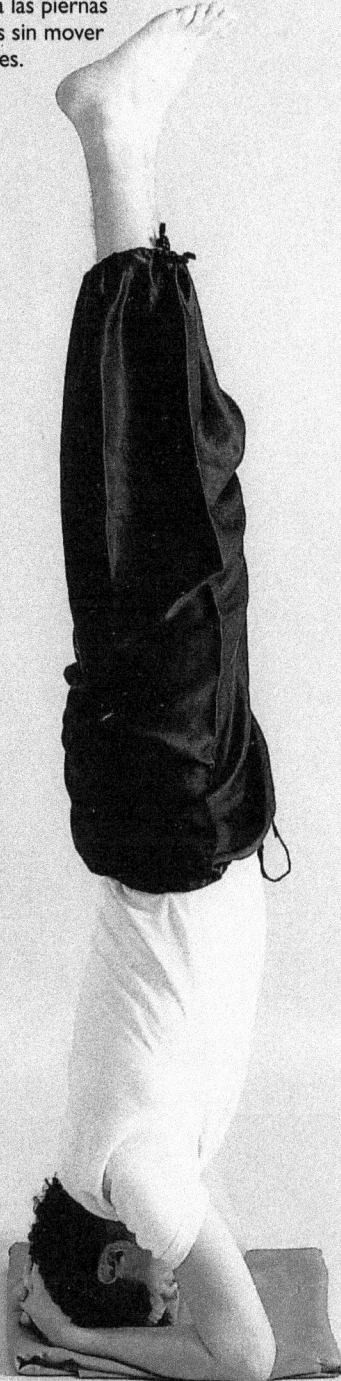

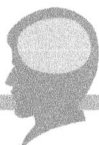

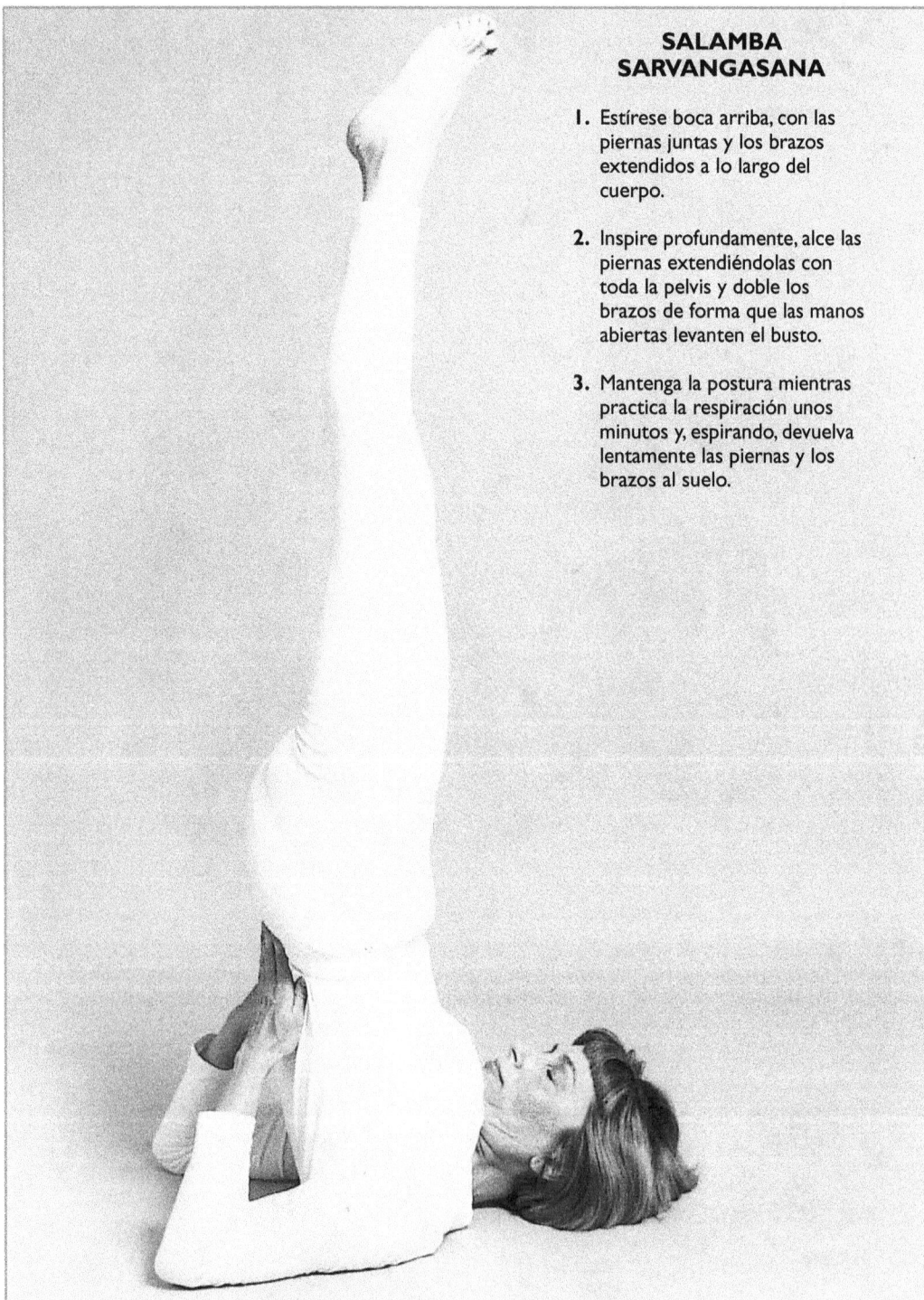

SALAMBA SARVANGASANA

1. Estírese boca arriba, con las piernas juntas y los brazos extendidos a lo largo del cuerpo.

2. Inspire profundamente, alce las piernas extendiéndolas con toda la pelvis y doble los brazos de forma que las manos abiertas levanten el busto.

3. Mantenga la postura mientras practica la respiración unos minutos y, espirando, devuelva lentamente las piernas y los brazos al suelo.

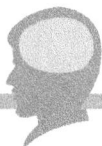

SALUDO AL SOL

El saludo al sol se propone como modo de empezar la jornada con plena eficiencia y con un perfecto equilibrio de todas las funciones. Es un ejemplo de cómo hacer todos los movimientos necesarios para alcanzar una determinada postura de yoga de la misma manera que representa el conjunto de los actos respiratorios que acompañan los movimientos y que se deben hacer con extrema lentitud y concentración, es decir, interiorizados. Todos los músculos y las estructuras internas del organismo participan en esta serie de doce posturas.

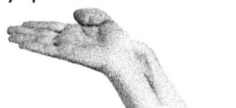

1. Póngase en posición erguida, con los pies juntos y las manos juntas encima del pecho.

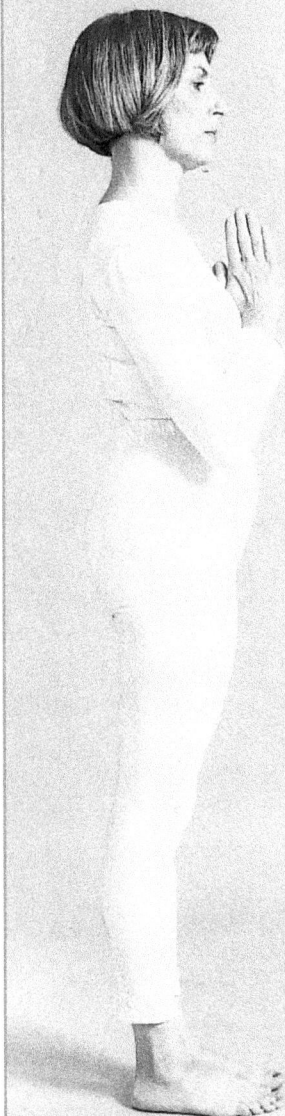

2. Inspire alzando las manos por encima de la cabeza, después curve la espalda hacia atrás y extienda el torso.

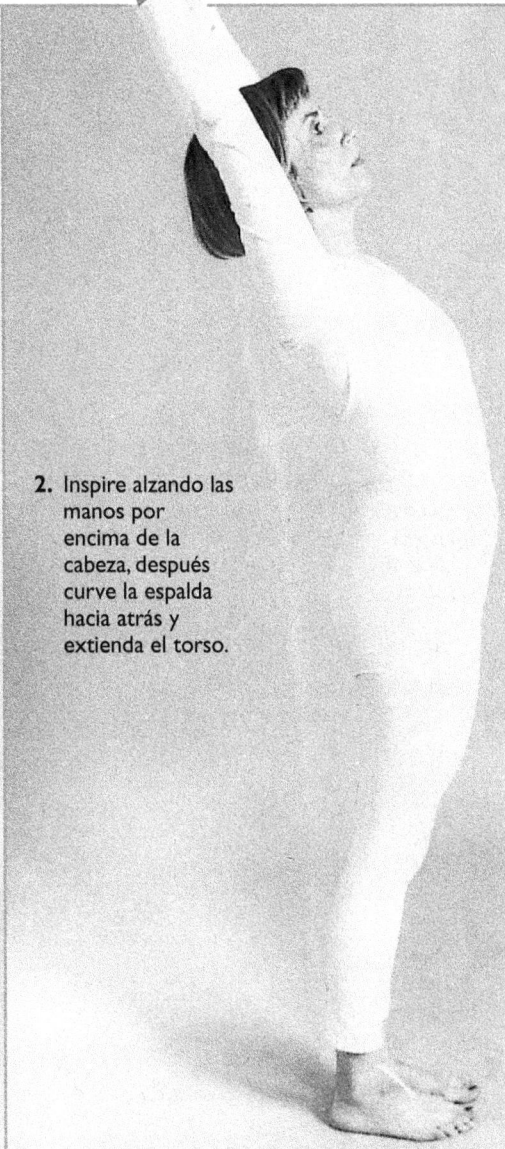

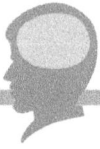

3. Espirando, curve el busto hacia delante, manteniendo las piernas tensas y el mentón inclinado hacia el pecho, hasta que toque el suelo con las palmas de las manos a ambos lados de los pies.

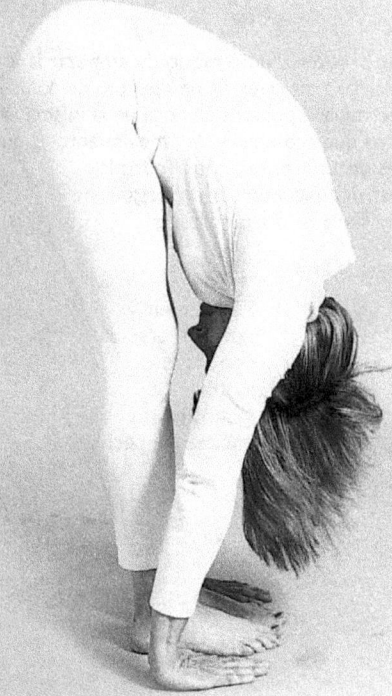

4. Doble las rodillas sin levantar las manos del suelo y, al mismo tiempo, inspire deslizando la pierna izquierda hacia atrás y apoyando la rodilla en el suelo.

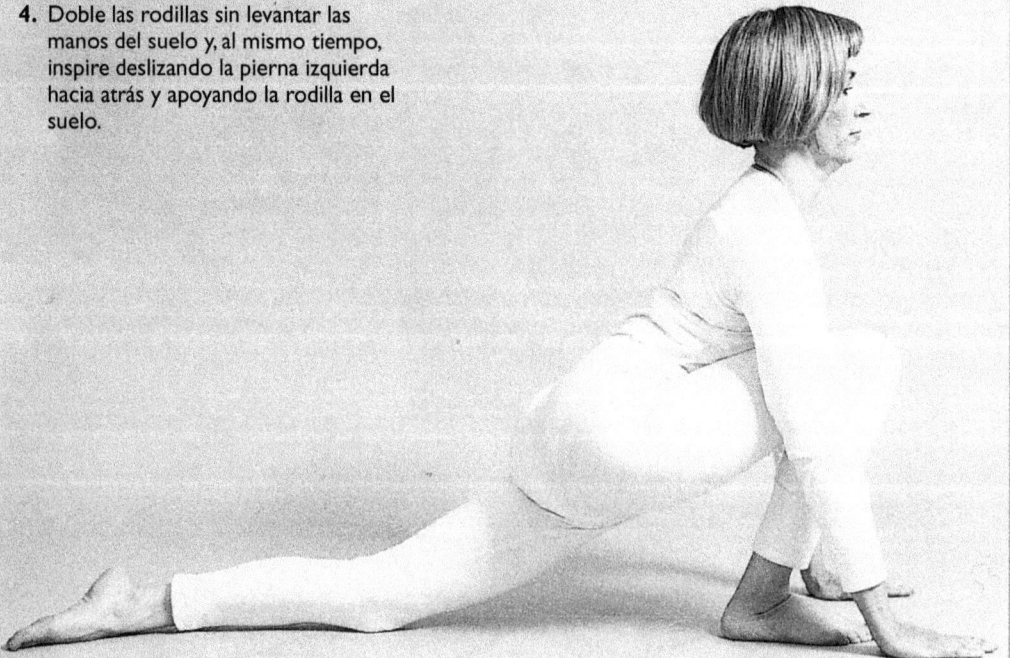

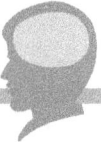

5. Lleve, estirándola, la pierna derecha al lado de la otra, juntando los pies; la pelvis se tendrá que levantar al máximo, de modo que las piernas y el tronco formen una especie de V al revés, con las extremidades y la columna bien tensos. Aguante la respiración unos instantes.

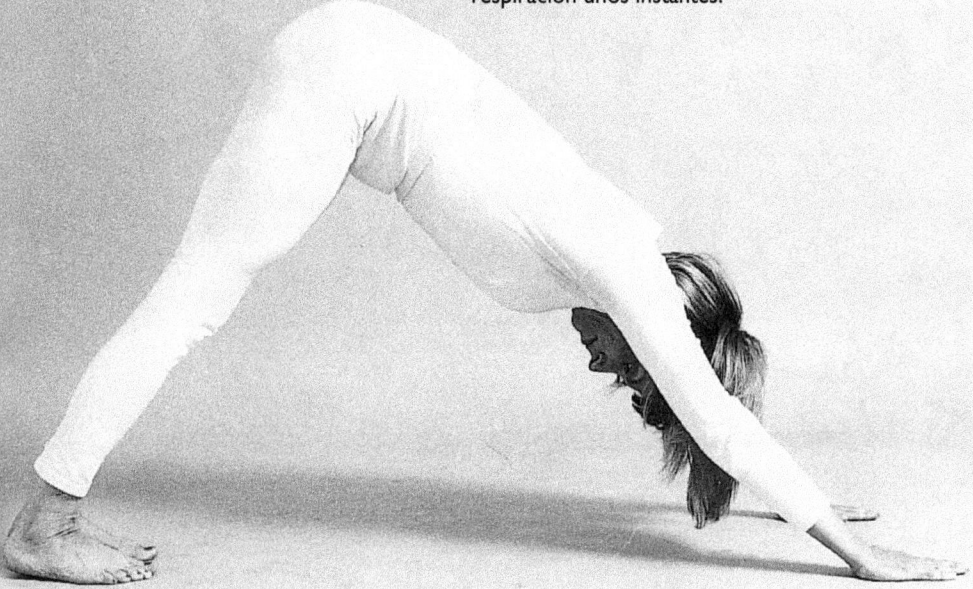

6. Sin mover manos y pies, doble los brazos hasta que esté, con una profunda espiración, boca abajo, descargando todo el peso del cuerpo sobre frente, manos, pecho, rodillas y puntas de los pies.

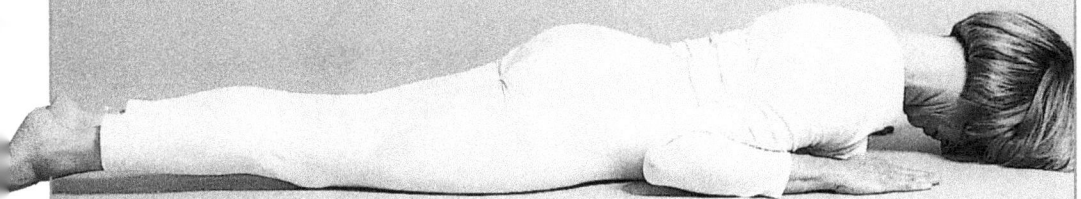

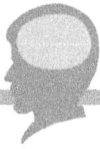

7. Inspire y, estirando los brazos, curve el dorso hacia atrás, con las piernas tensas y la cabeza erecta.

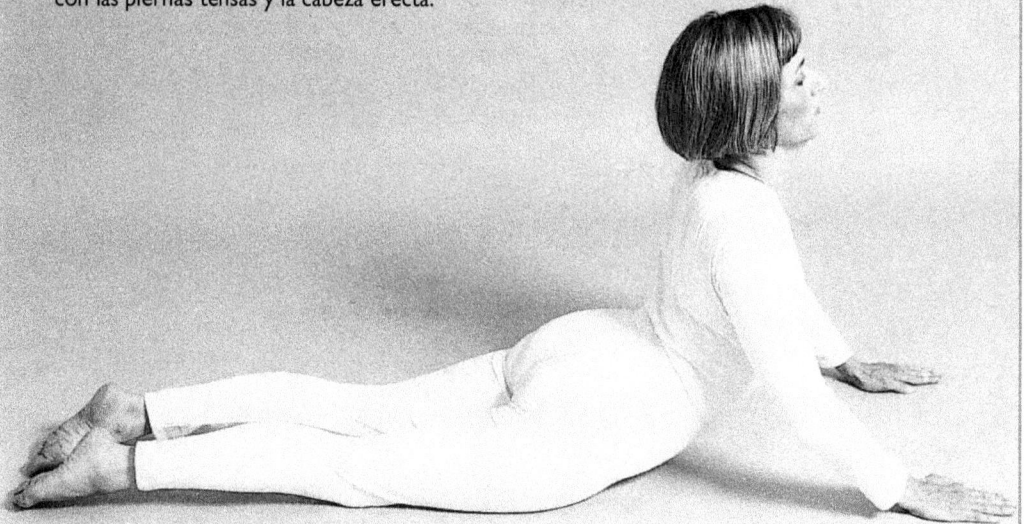

8. Espire y, haciendo presión sobre las manos y las puntas de los pies, levante otra vez la pelvis hasta volver a la posición de la V al revés (postura 5). Aguante la respiración unos instantes.

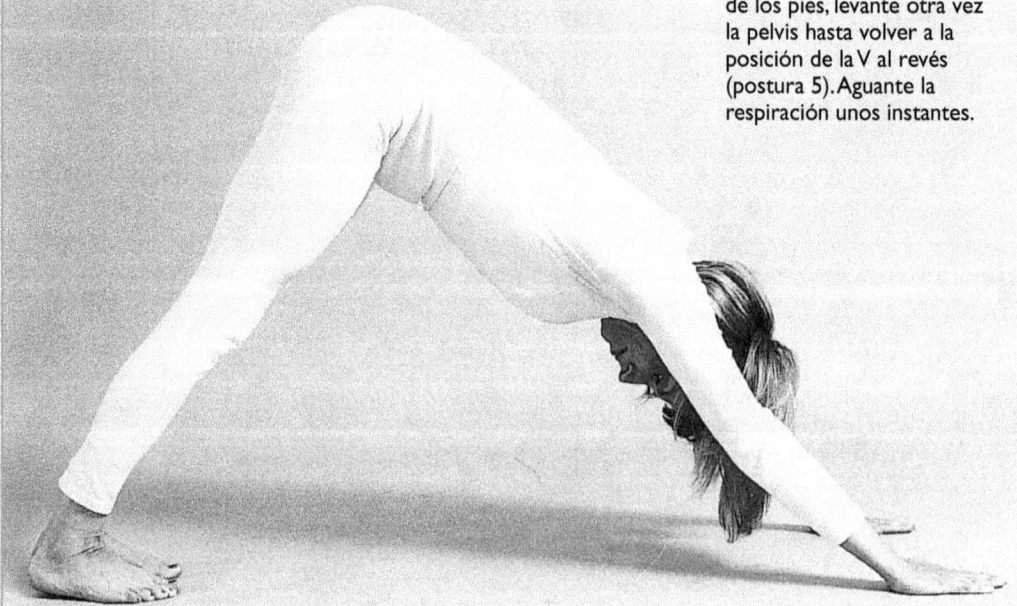

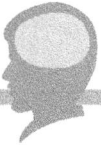

9. Inspirando, lleve la pierna izquierda doblada entre los brazos tensos, de la misma manera en la que se encontraba la pierna derecha en la postura 4.

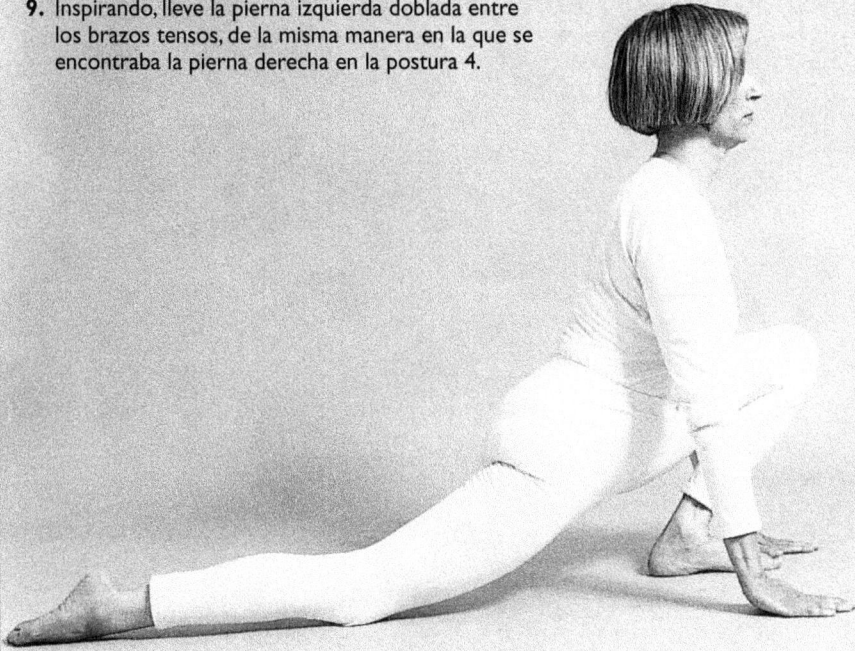

10. Espirando, lleve la pierna derecha hacia delante, al lado de la otra, y estire ambas, sin mover las manos del suelo (postura 3).

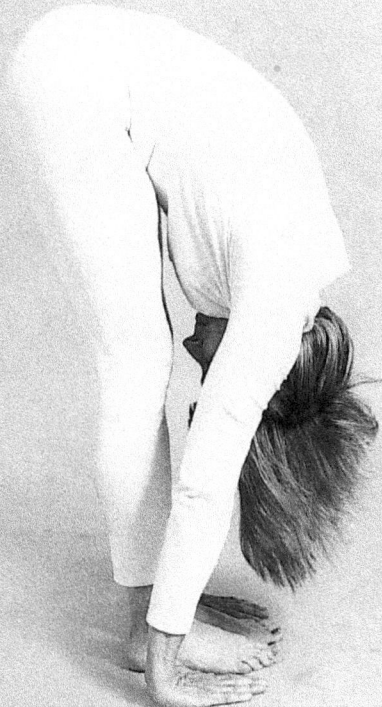

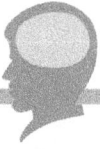

11. Inspirando, levante el busto estirando las manos encima de la cabeza y curvando la espalda (postura 2).

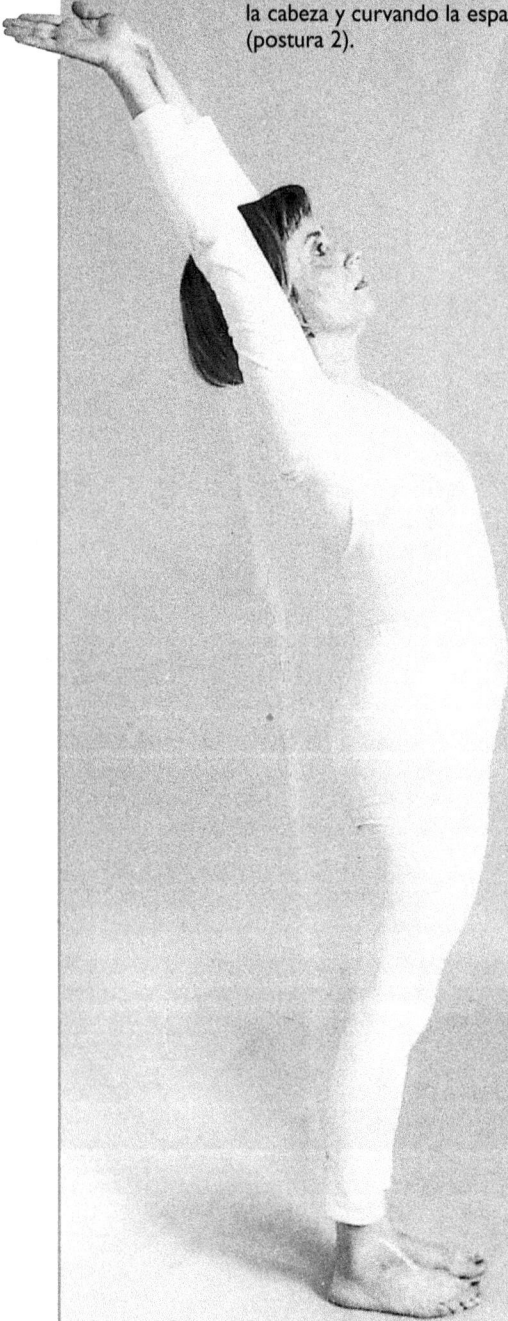

12. Espirando, vuelva a la postura inicial (postura 1).

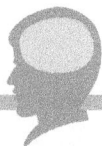

GIMNASIA DE CUELLO Y HOMBROS

Son ejercicios que sirven para la relajación de los músculos casi siempre contracturados en la persona que padece de cefalea, y que ayudan a entrar en el estado cerebral alfa, de modo que el sujeto obtenga una relajación general.

Es importante concentrarse en los movimientos, cada uno de ellos se debe repetir siete veces, inspirando durante la contracción y prolongando ligeramente la espiración durante la relajación.

Los ejercicios se tienen que hacer en un ambiente tranquilo, cómodamente sentados y con la espalda bien recta; se pueden repetir varias veces al día, pero siempre en un ambiente relajado y tranquilo.

LEVANTAMIENTO DE LOS HOMBROS

1. Inspirando, levante lentamente los hombros.

2. Mantenga la postura durante unos segundos.

3. Baje los hombros espirando lentamente.

4. Repita el ejercicio siete veces.

GIRAR LOS HOMBROS

1. Inspirando, empuje primero los hombros hacia atrás y después hacia arriba.

2. Espirando lentamente, lleve los hombros hacia delante y hacia abajo.

3. Repita el movimiento siete veces.

4. Empiece una nueva serie, moviendo los hombros hacia atrás.

MOVER LOS HOMBROS HACIA DELANTE Y HACIA ATRÁS

1. Inspirando profundamente, empuje lentamente hacia atrás ambos hombros.

2. Lleve los hombros hacia delante espirando lentamente.

3. Vuelva a la postura inicial y repita los movimientos siete veces.

GIRAR EL CUELLO Y LA CABEZA

1. Inspirando, empuje hacia atrás la cabeza y el cuello.

2. Mueva cabeza y cuello hacia un lado y hacia delante espirando lentamente.

3. Repita los movimientos siete veces, primero hacia la derecha y después hacia la izquierda; durante el ejercicio los hombros se tienen que mantener bajos y relajados.

INCLINACIÓN LATERAL DE LA CABEZA

1. Inspirando, incline la cabeza hacia los hombros.

2. Espirando, vuelva lentamente a la posición normal, manteniendo siempre la cabeza hacia delante.

3. Repita el ejercicio siete veces, primero hacia un lado y después hacia el otro, intentando paulatinamente aumentar la amplitud de los movimientos.

GIMNASIA DE CARA Y CABEZA

Sirve para la relajación de los músculos especialmente ocupados en aguantar el dolor de cabeza; los ejercicios son también importantes para la mímica, la expresión y la estética de la cara. Al principio y al final de las siete series que indicamos, se aconseja hacer un ejercicio de respiración (véase pág. 49).

SERIE DE EJERCICIOS PARA LA CARA Y LA CABEZA

1. Levante las cejas durante unos segundos y vuelva a bajarlas.

2. Apriete y relaje los ojos.

3. Frunza y relaje las cejas.

4. Abra la boca y muévala hacia todos los lados.

5. Frunza la nariz repetidamente hacia arriba, inspirando.

6. Intente mover en todos los sentidos las orejas y el cuero cabelludo.

7. Haga unas muecas, empleando a su gusto todos los músculos de la cara.

GIMNASIA OCULAR

Es útil como principio general antiestrés porque la relajación de los músculos oculares tienen una inmediata repercusión de relajación sobre todo el complejo de los músculos corporales.

Obviamente, este tipo de gimnasia es aún más específico para las formas secundarias de dolor de cabeza relacionadas con patologías oculares, sobre todo las funcionales (hipermetropía, astigmatismo, falta de alineación de los ejes oculares, esfuerzos visuales en caso de miopía y de presbicia).

A continuación explicaremos unos simples ejercicios para curar y prevenir.

PALMING

Sirve para reducir la tensión de los músculos oculares.

Cubra los ojos con las palmas de las manos sin apretar hasta que vea todo uniformemente de color negro.

BLINKING

Favorece la vasodilatación y la oxigenación de las estructuras oculares. Se puede repetir varias veces al día.

Cierre con fuerza los párpados, repetida y frecuentemente, hasta provocar el lagrimeo.

TRATAK

Es una práctica de yoga útil para enfocar los objetos y aumentar la movilidad de los globos oculares.

1. Fije la vista durante unos minutos en la llama de una vela o en la punta de su nariz.

2. Mueva varias veces los ojos en el sentido de las agujas del reloj y al revés.

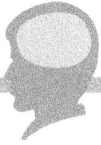

TÉCNICAS PARA ELIMINAR EL DOLOR

En un sujeto cuyas principales funciones hayan sido por completo o por lo menos parcialmente activadas, la medicina natural sugiere métodos que corrigen el dolor de forma «limpia», es decir, no agresiva para el organismo; algunos eran ya patrimonio de antiguas culturas tanto occidentales como orientales, otras son más recientes. Todas estas intervenciones intentan conseguir sobre todo la eliminación del dolor, y también ejercen una acción de equilibrio sobre las funciones orgánicas, en especial si previamente están ordenadas en sus componentes básicas.

Los diferentes tratamientos, descritos singularmente e ilustrados, comprenden intervenciones tanto manuales como instrumentales,y se efectúan directamente en la zona de aparición del dolor o en las zonas de reflejos a distancia.

Los *tratamientos manuales* incluyen una serie de técnicas cuyo objetivo es ayudar al individuo a tomar conciencia de su cuerpo, permitiendo diferenciar entre pulsiones internas y percepciones sensoriales y adaptar las unas a las otras. Se trata de técnicas corporales que comprenden:

— el masaje isomorfo;
— el tratamiento isomorfo de la posición;
— el masaje shiatsu.

Los *tratamientos instrumentales* comprenden:

— la terapia neural;
— la inyección con láser;
— el vibromasaje infrarrojo;
— la activación eléctrica transcraneal.

Cada uno de estos tratamientos requiere la consulta de un experto según las necesidades, sobre todo en los casos en que el dolor de cabeza se manifieste de modo constante y sea completamente refractario al orden al que nos hemos referido antes.

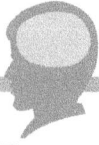

MASAJE ISOMORFO

Es una manipulación corporal, a través de la piel, que comprende sobre todo las estructuras articulares profundas de los huesos. Con el contacto el paciente toma conciencia de la propia corporeidad y, a medida que la tensión muscular se suaviza, advierte el flujo de la energía vital que disuelve los bloqueos del organismo; a este flujo energético a través de los tejidos relajados se asocia un libre flujo de los sentimientos y las emociones.

El operador, que funciona como una especie de canal que transmite la energía, actúa inicialmente sobre los músculos paravertebrales, del hueso sacro a la nuca, y después pasa a los músculos del cuello y de los hombros; la relajación del músculo trapecio es esencial en todas las formas de dolor de cabeza.

El masaje de pie constituye la segunda parte del tratamiento y se efectúa especialmente en la zona alrededor del pulgar (en la proyección de la epífisis y de la hipófisis) y en el borde interno del pie a lo largo de la zona de proyección de la columna vertebral.

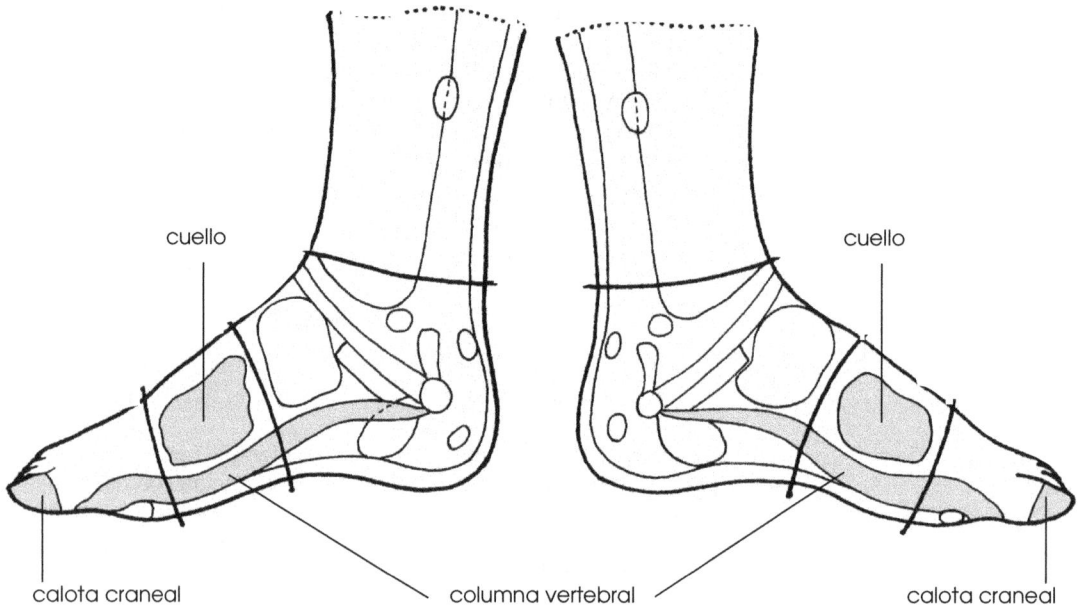

cuello — cuello

calota craneal — columna vertebral — calota craneal

El masaje del pie, si se hace de manera delicada sobre todo en esta última fase, tiene el objetivo de desbloquear la columna vertebral, en especial la región cervical. El masaje de las proyecciones cefálicas y vertebrales en la planta del pie tiene como efecto bloquear la congestión de toda la zona del cráneo, con lo cual se consigue modificar toda la circulación intracraneal y de esta forma se atenúan las causas que ocasionan las cefaleas.

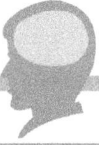

VÉRTEBRAS CERVICALES	VÉRTEBRAS TORÁCICAS, LUMBARES, SACRAS Y COCCÍGEAS

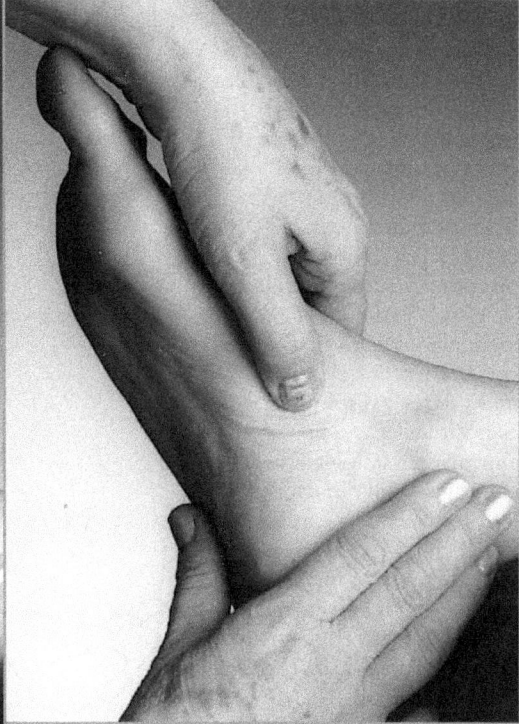

Empezando por el punto de las vértebras cervicales y siguiendo el primer metatarso hasta llegar al punto en que se acaba el hueso, se desarrolla la zona reflejada de la columna vertebral que se concluye con el punto del cóccix, evidenciado por una especie de saliente que se advierte fácilmente con la presión

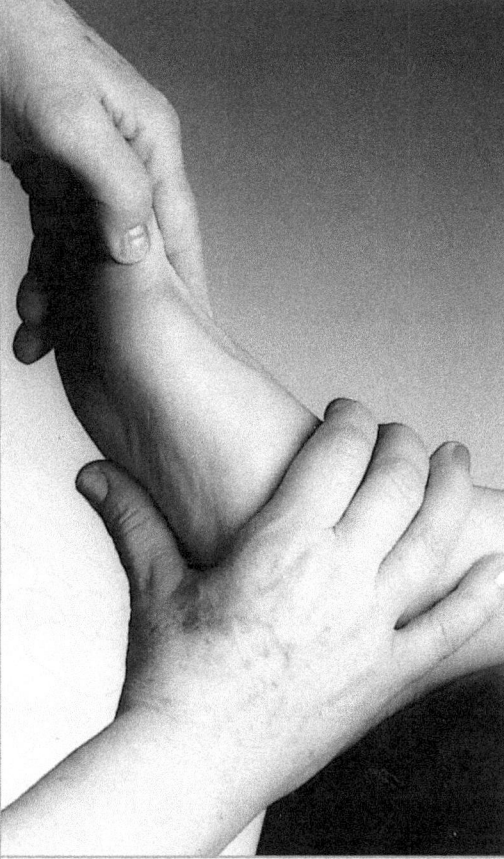

El punto se sitúa en la base del pulgar del pie, en la región media de ambos pies

TRATAMIENTO ISOMORFO DE LA POSTURA

Al masaje isomorfo relajante se puede asociar el tratamiento de la postura, que tiene el objetivo de corregir los ajustamientos de la columna vertebral y de las otras partes del cuerpo. Se trata casi siempre de hechos que tienen que ver con escoliosis, cifosis, y lordosis de la columna vertebral y de las posturas anómalas de la espalda y de la pelvis, a la vez consecuencia y causa de ajustes anormales de la postura.

La relación con el dolor de cabeza puede ser directa o indirecta, según los casos, pero de todas formas está siempre presente por el malestar general causado por una errónea postura corporal.

El tratamiento isomorfo de la postura se hace con la ayuda de un simple e ingenioso instrumento

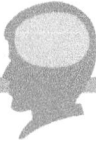

constituido por dos planos de apoyo articulados en ángulo, regulable mediante un sistema de cremalleras; algunos accesorios complementarios sirven para los diferentes ejercicios terapéuticos. El sujeto se estira encima del plano angular adhiriendo por un lado la columna con la pelvis, y por el otro las piernas a lo largo de toda la longitud. Variando la inclinación de los dos ejes, y con los debidos ejercicios musculares y respiratorios, es posible llegar a una alineación fisiológica de la columna, la eliminación de los bloques musculares y la corrección de la postura. Se trata de un tratamiento «dulce» mediante el cual el sujeto adquiere conciencia de su cuerpo y de su postura en el espacio.

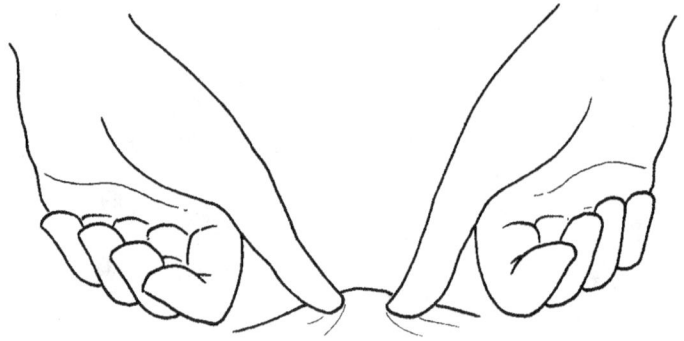

MASAJE SHIATSU

Es una técnica de masaje que deriva de la milenaria tradición médica japonesa, que actúa, con manipulaciones locales, en los flujos energéticos del organismo.

Se trata en especial de puntos vitales, los *tsubo,* que se estimulan con presiones o roces, tanto para sacar y dispersar la energía como para crearla y acumularla.

Las manipulaciones se hacen con los pulgares, uno o ambos (uno al lado del

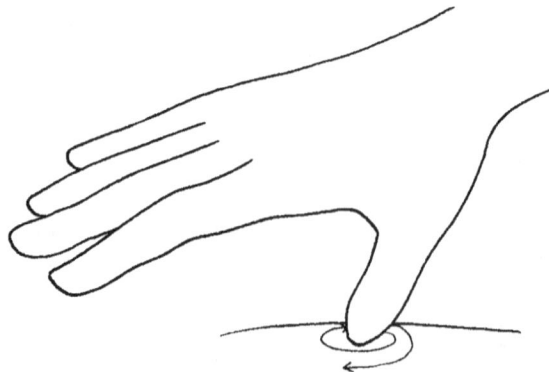

Tratamiento shiatsu del cutis para tonificar

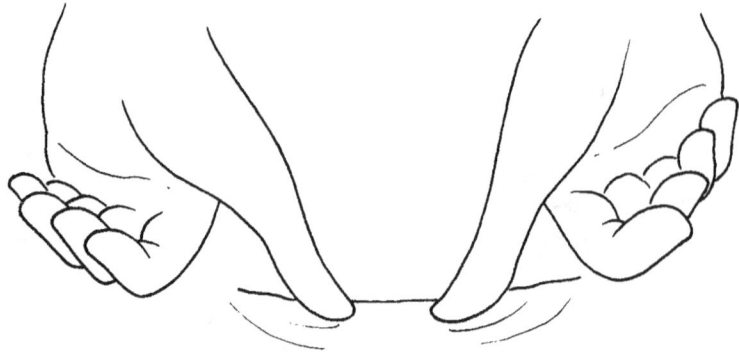

Tratamiento shiatsu del cutis para dispersar energía

Otro tratamiento shiatsu para dispersar la energía mediante el masaje circular excéntrico

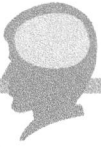

otro o incluso superpuestos), o con las palmas de las manos para ejercer una presión más difundida.

No se trata de una terapia médica, pero permite a menudo obtener óptimos resultados, especialmente en las formas de base funcional, porque mejora la circulación de la sangre y la linfática, relaja los músculos y ablanda las tensiones mentales y emocionales. Por lo que se refiere al dolor de cabeza, puede actuar directa o indirectamente, mediante la corrección de diferentes funciones que contribuyen a que se mantenga.

PUNTOS ANTICEFALEA PARA TRATAR CON SHIATSU

- Entre los dos extremos internos de las cejas.
- En los puntos medios del margen inferior de la cavidad orbitaria.
- A 2 cm del ángulo externo del ojo.
- En el extremo lateral de las cejas.
- En el dorso de la mano entre el cuarto y el quinto metacarpianos, a dos dedos de la articulación metacarpofalángica (A).
- En el surco entre el primero y el segundo metatarsianos, a 3 cm del margen del cutis interdigital (B).
- En el punto indicado entre el ombligo y la apófisis del esternón (C).
- En correspondencia de la unión posterior del pelo, en posición bilateral a 4 cm de la línea media.
- En postura posterior en la línea media en la séptima vértebra cervical.
- En el extremo de la espalda, en el punto entre ella y el cuello.

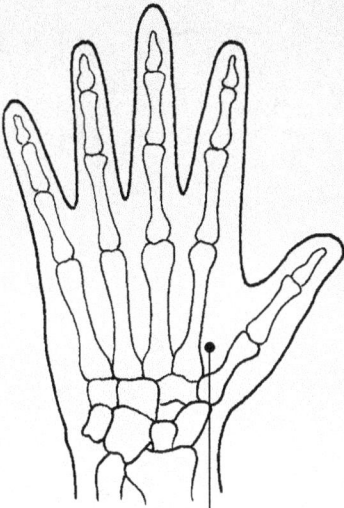

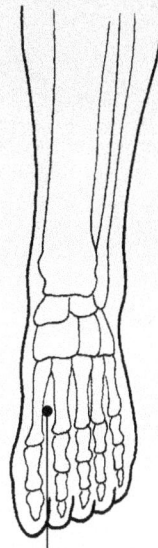

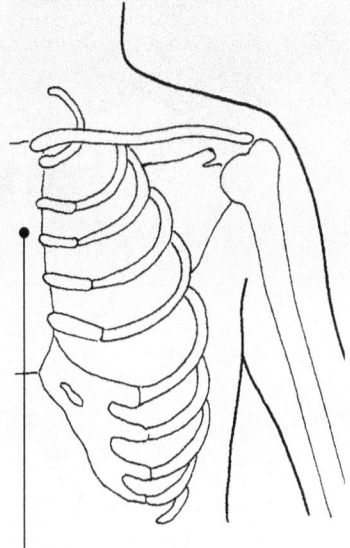

A B C

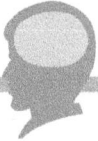

TERAPIA NEURAL

No obstante el empleo farmacológico de sustancias no presentes en la naturaleza, este método se considera natural por la mínima cantidad de producto farmacológico empleado y el mecanismo de acción que refleja.

Este tratamiento energético utiliza unas infiltraciones de procaína en la dermis o bajo el cutis, cuyo objetivo es interrumpir las influencias perturbantes que vienen de puntos especiales o de pequeñas zonas con cicatrices. Las inyecciones se repiten hasta la desaparición del dolor, que a menudo es inmediata.

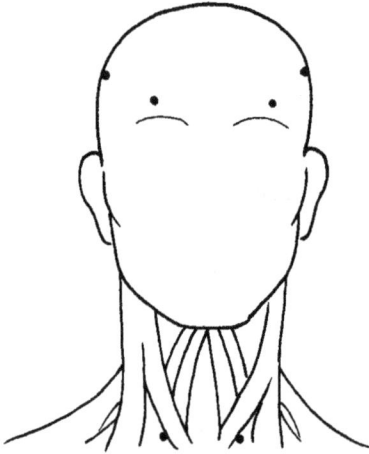

Puntos estándar de la cefalea frontal

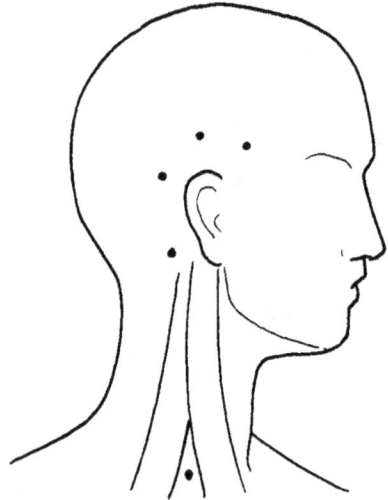

Puntos estándar de la cefalea temporal

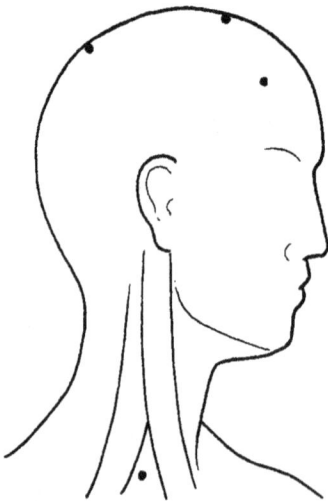

Puntos estándar de la cefalea occipital

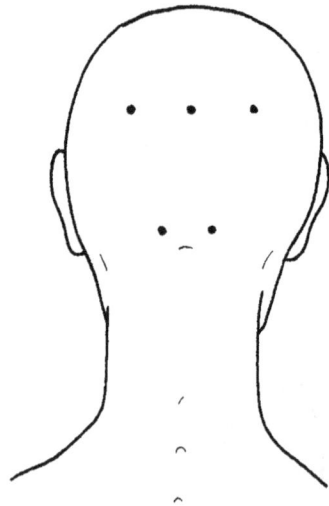

Puntos estándar de la cefalea parietal

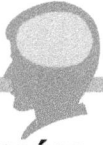

INYECCIÓN CON LÁSER

Se trata de una simuloterapia que se realiza con un rayo láser infrarrojo en puntos especiales de la superficie del cutis, que en gran medida corresponden a los de la acupuntura china.

La existencia de los «puntos de acupuntura» es una realidad aceptada también por la medicina tradicional, que se basa en unos resultados precisos:

— *clínicos:* la respuesta a la estimulación de los puntos es siempre coherente;
— *anatómicos:* los puntos están situados en zonas del cutis ligeramente deprimidas y con muchas terminaciones nerviosas; en comparación con las zonas circundantes, son más sensibles a la presión y al dolor por la mayor concentración de receptores.
— *eléctricos:* en condiciones normales en los puntos de acupuntura la resistencia eléctrica es menor en comparación a la del cutis circundante.

Estos puntos serían otros tantos orificios de circulación energética del organismo, a través de los cuales se pueden verificar tanto la descarga como la recepción de la energía. Su estimulación con la tradicional inyección de las agujas (acupuntura) o con la presión de la yema de los dedos (digitopresión) descarga o recarga el punto mediante oportunas rotaciones en sentido horario o en sentido opuesto de la aguja o de la yema de los dedos; con la inyección con láser es suficiente para alcanzar un resultado óptimo, utilizar una frecuencia adecuada de emisión del rayo y regular la duración de la aplicación (de 30 segundos a 2 minutos por cada punto).

El tratamiento de inyección con láser interviene directamente en el «dolor» sin provocar ningún inconveniente y tampoco ninguna contraindicación, lo que deja un espacio libre para las curas básicas y complementarias.

PUNTOS ANTICEFALEA QUE SE TRATAN CON LA INYECCIÓN CON LÁSER

Se trata de puntos de acupuntura, puestos sobre diferentes meridianos (canales muy sutiles por los cuales circula la energía), que, debidamente estimulados, permiten obtener un efecto especial en las funciones y en los órganos controlados por el mismo meridiano.[1]

1. Para más información sobre los meridianos y los puntos de acupuntura, se aconseja la lectura del volumen *Guía de la medicina tradicional china,* de A. Turetta, publicado por Editorial De Vecchi.

Según su acción se pueden diferenciar varios puntos:

● **Puntos de armonización:** se encuentran al final o al principio de un meridiano y actúan en sentido armonizante en la funcionalidad de los órganos que este punto controla.

● **Puntos de estímulo:** hay uno por cada meridiano; su estimulación con la inyección con láser o con la digitopresión aumenta el tono de los órganos correspondientes.

● **Puntos de descanso o sedantes:** hay uno por cada meridiano y su estimulación atenúa la carga energética de la zona conectada.

● **Puntos de alarma o puntos MU:** cada meridiano tiene por lo menos uno; si reaccionan con un aumento de dolor a la presión, señalan una enfermedad del órgano relativo; su estimulación hace disminuir inmediatamente el dolor de cabeza.

Algunos de los puntos de acupuntura para los cuales se aconseja la estimulación con la inyección con láser para la curación del dolor de cabeza entran en las categorías anteriormente descritas. Veámoslo a continuación con detalle.

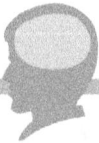

3 Hígado (punto de descanso): en el dorso del pie entre el primer y el segundo metatarsiano, a 2,5 cm del extremo cutáneo interdigital.

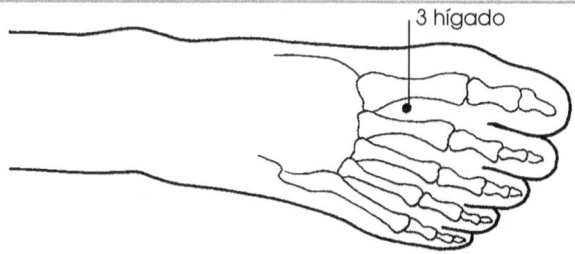

3 hígado

2 Vejiga urinaria, 20 intestino grueso y punto Yintang: en la región de la cara.

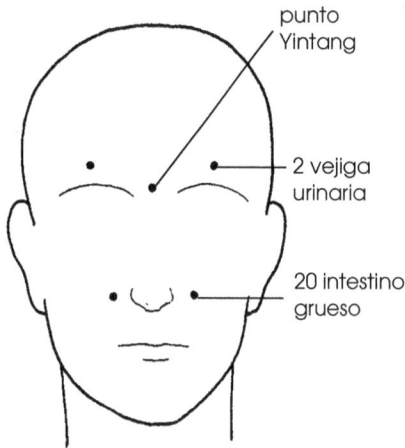

punto Yintang

2 vejiga urinaria

20 intestino grueso

60 Vejiga urinaria (punto de descanso): en la parte lateral de la pierna, en la depresión entre el maleolo y el tendón de Aquiles.

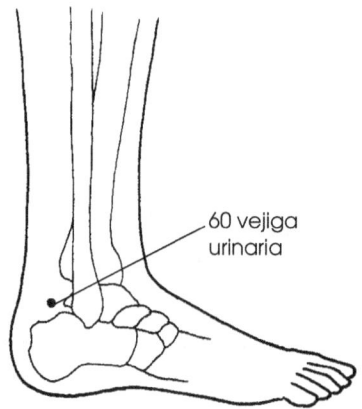

60 vejiga urinaria

34 Vesícula biliar: en la parte exterior de la rodilla, en la depresión que corresponde al ángulo entre la tibia y el peroné.

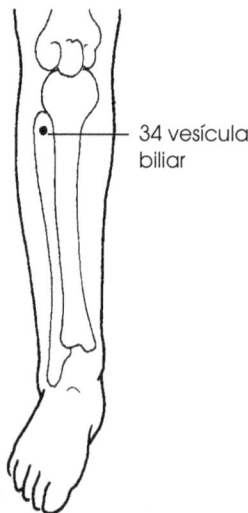

34 vesícula biliar

16 Vesícula biliar: en el punto extremo de la cabeza, en medio de la línea que une el extremo de los dos pabellones auriculares.

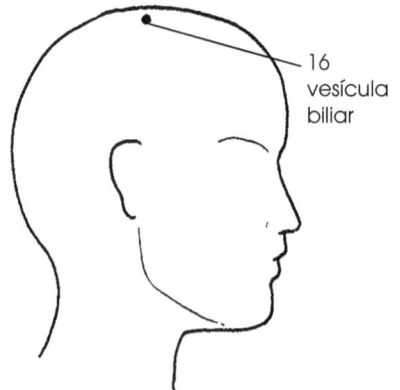

16 vesícula biliar

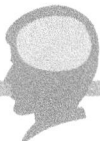

20 Vesícula biliar: en el hoyuelo que se aprecia posteriormente, a medio camino entre el margen posterior de la mastoides y la columna cervical.

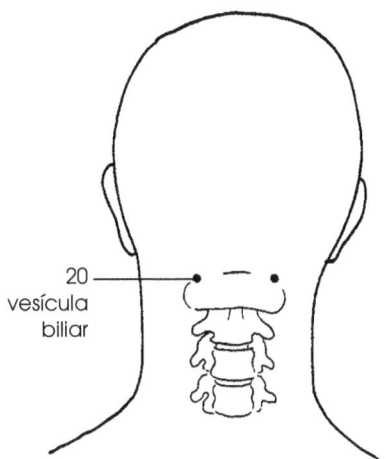

20 vesícula biliar

23 Triple calentador (punto de alarma): en la zona de las sienes, a unos 2 cm tanto lateralmente como encima de las cejas.

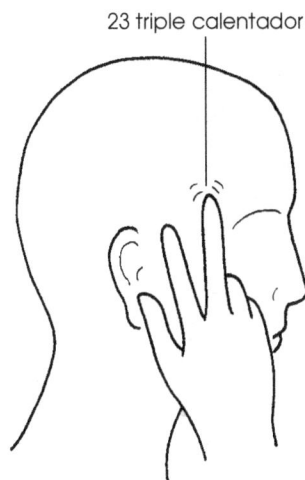

23 triple calentador

22 Triple calentador: delante de la oreja, en la zona de inserción del músculo de la mandíbula.

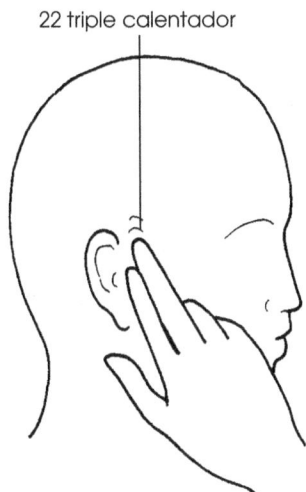

22 triple calentador

4 Intestino grueso: en el ángulo entre el primer y el segundo metacarpiano.

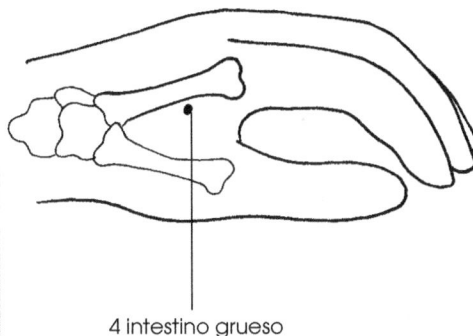

4 intestino grueso

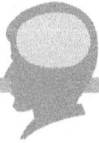

VIBROMASAJE INFRARROJO

Se practica con un aparato eléctrico especial que, además de emitir rayos infrarrojos, efectúa unas delicadas vibraciones que se transmiten del cutis a los tejidos que están debajo. Para realizar el masaje es suficiente deslizar el aparato encima de la piel según las direcciones establecidas y los tiempos oportunos.

El vibromasaje activa localmente la circulación de la sangre, permitiendo un aporte mayor de material de nutrición y de oxígeno; activa los procesos metabólicos, estimulando la renovación celular; favorece el reflujo de las venas y el linfático, permitiendo una más completa eliminación de los deshechos. Un ligero aumento de la temperatura local favorece los procesos de los tejidos de intercambio e influye en fibras y terminaciones nerviosas en sentido armonizante: sedante en las sensitivas, excitante en las motoras y vasomotoras.

Por lo que se refiere sólo a la curación de la cefalea, el vibromasaje permite obtener óptimos resultados si se efectúa directamente en los músculos cefálicos: músculos del cráneo, de la frente, temporales, de las órbitas y de la boca, todos los músculos del cuello, de la nuca y de los hombros, el músculo platisma (o músculo cutáneo del cuello) y, sobre todo, el trapecio.

El aparato con el cual se efectúa, hay que ponerlo en contacto con la superficie cutánea (se requiere solamente una ligera presión si la masa muscular es notable), y deslizarlo en la dirección de la corriente linfática local, para obtener, gracias a la activación vascular y al drenaje, un resultado beneficioso antiálgico.

El vibromasaje es aconsejable en cualquier tipo de dolor de cabeza, como tratamiento preventivo, en los períodos de remisión de las patologías recurrentes, tanto curativas como en las cefaleas crónicas continuadas. La única contraindicación es la presencia de zonas de aumento de dolor, que duelen al simple contacto del aparato con la piel; en estos casos se pueden tratar sólo las zonas más cercanas. Recordemos que un tratamiento completo de vibromasaje infrarrojo comprende también zonas no cefálicas:

— a lo largo del recorrido de la columna vertebral, desde la zona cervical hasta la sacro-coccígea;
— anteriormente en la zona del plexo solar;
— en la planta del pie, en especial las zonas correspondientes de la cabeza.

PUNTOS Y ZONAS QUE DEBEN TRATARSE CON VIBROMASAJE

El vibromasaje infrarrojo se aconseja sobre todo para

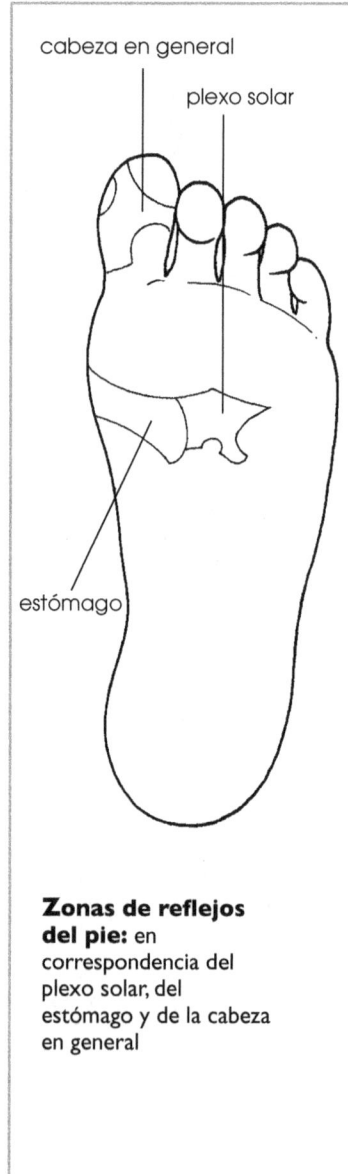

cabeza en general

plexo solar

estómago

Zonas de reflejos del pie: en correspondencia del plexo solar, del estómago y de la cabeza en general

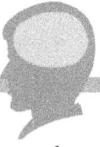

estimular zonas bastante extendidas y por lo tanto fáciles de tratar con un ligero movimiento del aparato. Una zona típica que se deja para este tipo de tratamiento es la del músculo trapecio, que comprende gran parte de la espalda, hombros y cuello.

Análogas indicaciones tienen las zonas de la planta del pie, proyecciones del plexo solar, del estómago y de la cabeza en general. Los puntos y las zonas que señalaremos se tienen que tratar en todos los casos de dolor de cabeza, pero sobre todo en las formas de tensión muscular.

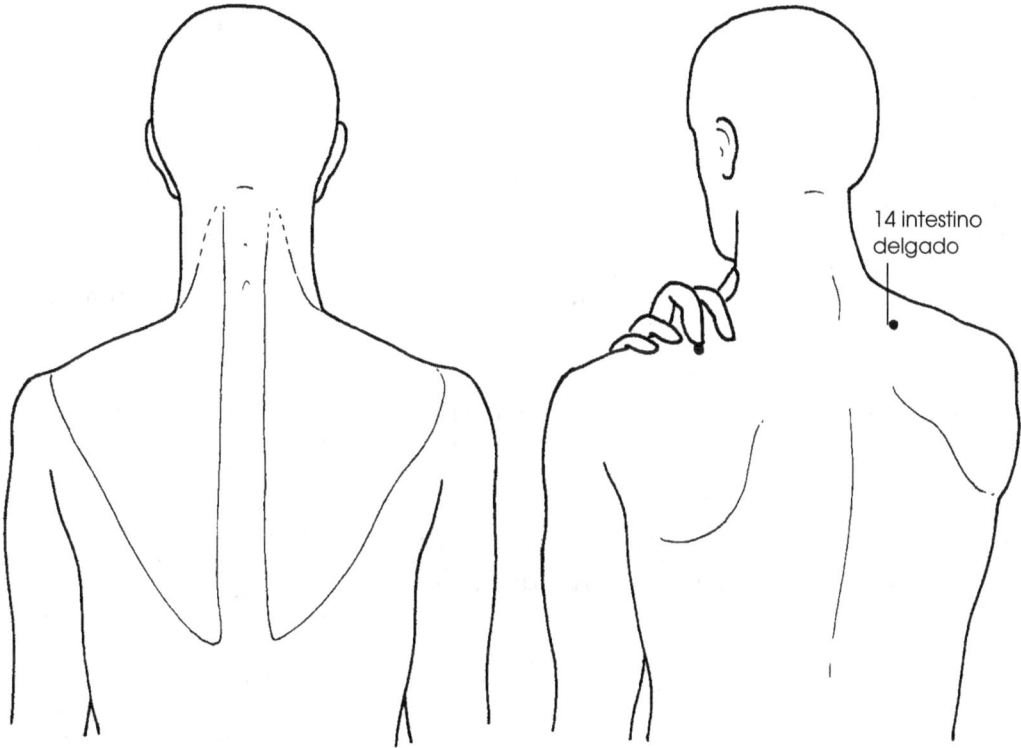

14 intestino delgado

Trapecio: hay que tratarlo delicadamente en fase de crisis de cefalalgia, más profundamente y durante largos periodos de remisión del dolor

14 Intestino delgado: es el punto de acupuntura, comprendido en el área del músculo trapecio, fácilmente localizable con la palma de la mano en el hombro opuesto y manteniendo el pulgar en el cuello; el dedo corazón se encontrará en el punto que hay que tratar. Su estimulación con el aparato de vibromasaje infrarrojo se aconseja en casos de cefalea tensional

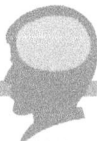

ACTIVACIÓN ELÉCTRICA A TRAVÉS DEL CRÁNEO

Es un tratamiento novedoso practicado con un aparato eléctrico que utiliza una corriente pulsada de baja tensión, aplicada a la altura de la frente.

Ampliamente estudiada en los Estados Unidos (los certificados de eficacia y de inocuidad son de la American Academy of Pain Management, 1998), la activación eléctrica a través del cráneo puede inducir a una buena condición funcional, útil para la curación del dolor de cabeza y también del insomnio, así como para la desintoxicación del tabaco. El tratamiento es de fácil ejecución y no presenta inconvenientes; una sesión dura 20 minutos, suficientes para crear un estado de máxima relajación y de aumento de eficiencia mental. Al término del ciclo hay una mejora de las capacidades de concentración, de memorización y de aprendizaje, una mayor propensión al sueño profundo y reparador, y una paulatina reducción, cuando no la completa desaparición de las crisis de cefalalgias.

Los efectos terapéuticos están conectados con la acción activadora de los neurotransmisores. En especial, en el plasma aumenta la concentración de la serotonina, de las betaendorfinas, de la melatonina y del ACTH, que se definen como las «hormonas del bienestar», mientras que se reduce el nivel de cortisol.

Los efectos beneficiosos empiezan a notarse después de los primeros tratamientos.

La corriente se induce a través de electrodos fijados a los lados de la frente o detrás de las orejas y actúa durante 20 minutos, relajando al sujeto, sedándolo (la inducción a un estado alfa se puede demostrar con el trazado del psicoholotester), más equilibrado en los dos sectores corticales derecho e izquierdo.

La sensación de bienestar y de relajación, junto con un aumento de la lucidez mental y de la claridad perceptiva, se mantiene un mínimo de 36 horas.

El primer ciclo de 2 o 3 semanas puede continuar con unas sesiones periódicas de mantenimiento.

Está contraindicado en caso de que el paciente lleve un marcapasos o sufra trastornos epilépticos.

Es un tratamiento eficaz, activo en formas de cefaleas primarias; los efectos del tratamiento son más claros y manifiestos si se practica en un organismo libre de toxinas, gracias a la adopción de costumbres alimenticias correctas.

LOS EFECTOS DE LAS «HORMONAS DEL BIENESTAR»

▶ *Serotonina:* mejora el tono del humor y la tolerancia al dolor; reduce los efectos del insomnio.

▶ *Betaendorfinas:* ejercen una fuerte acción contra el dolor; mejoran el tono del humor; tienen efectos euforizantes.

▶ *Melatonina:* mejora la calidad del sueño; tiene efectos inmunoestimulantes y contra los radicales libres.

▶ *ACTH:* controla los mecanismos de envejecimiento de los tejidos; activa el sistema inmunitario; incrementa el tono muscular y la resistencia física.

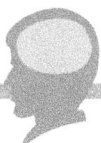

LOS REMEDIOS HOMEOPÁTICOS Y VEGETALES

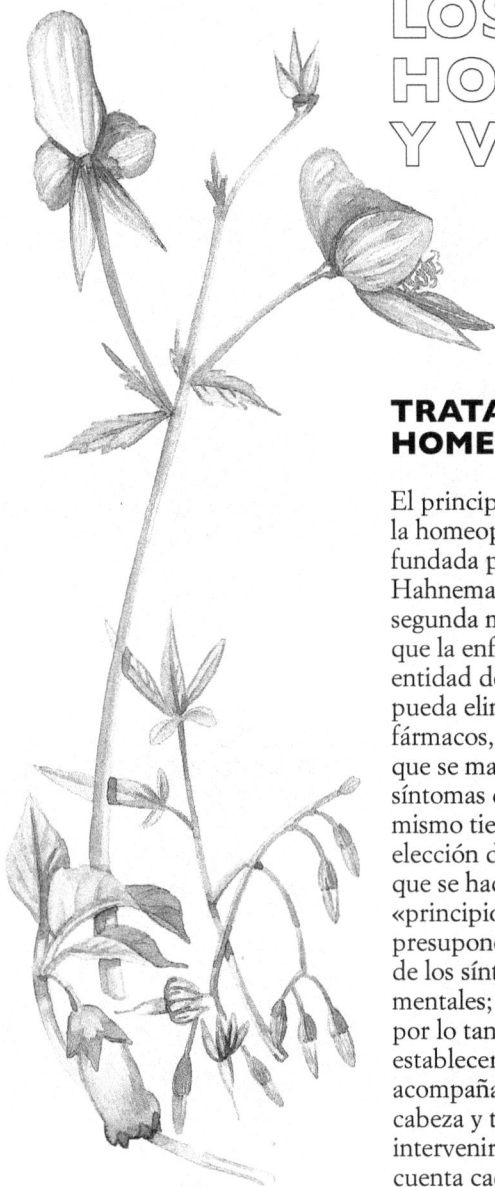

TRATAMIENTO HOMEOPÁTICO

El principio fundamental de la homeopatía, la terapia fundada por S. F. Hahnemann, durante la segunda mitad del 1800, es que la enfermedad no es una entidad de por sí, que se pueda eliminar con fármacos, sino un malestar que se manifiesta con síntomas que el organismo mismo tiene que eliminar. La elección del medicamento, que se hace según el «principio del símil»[2], presupone la averiguación de los síntomas físicos y mentales; en nuestro caso, por lo tanto, se tratará de establecer los síntomas que acompañan al dolor de cabeza y también de intervenir teniendo en cuenta cada uno de ellos, según la manera en que se presenta la cefalea.

2. Según Hahnemann, si una sustancia tomada en fuertes cantidades produce una enfermedad, la misma, utilizada en diluciones infinitesimales, puede curarla: «Similia similibus, curantur».

Para la homeopatía la sustancia terapéutica no necesariamente es analgésica, sino que se elige sobre todo considerando la manera en la que se manifiesta y cómo se presentan los posibles síntomas asociados. En el elenco de los principios homeopáticos prescindimos de la anterior clasificación y distinción de las diferentes formas de dolor de cabeza.

REMEDIOS HOMEOPÁTICOS MÁS INDICADOS

- **Aconitum:** para las formas y las crisis repentinas, con cabeza «caliente» y pesada.

- **Arsenicum album:** para las formas con crisis periódicas, que empeoran con el frío y que mejoran con el calor.

- **Aurum:** para las formas acompañadas por enrojecimiento en la cara y llamaradas de calor.

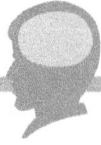

- **Barita carbónica:** para las formas frontales, con pesadez en los ojos, confusión y aturdimiento.

- **Belladona:** para las formas pulsátiles, con dolor constrictivo e intolerancia a la luz y a los ruidos.

- **Bryonia:** para las formas de congestión frontal y occipitales en sujetos que sufren de estreñimiento e intolerantes al movimiento.

- **Cedron:** para las formas de migraña en el área temporal y orbitaria especialmente de aparición matinal.

- **Cocculus:** para las formas acompañadas por mareo, vértigos y cansancio.

- **Dulcamara:** para las formas con una fuerte sensación de pesadez cefálica, que empeoran con la humedad y mejoran con la sequedad.

- **Magnesia phosphorica:** para las formas occipitales que empeoran con el frío y con el contacto y mejoran con el calor.

- **Natrum muriaticum:** para el dolor de cabeza pulsátil y violento en sujetos fácilmente irritables.

- **Nux vomica:** para el dolor de cabeza de origen alimenticio en sujetos reactivos e hipersensibles.

NOTA

Para la dilución centesimal más oportuna y para establecer las modalidades de administración del remedio es indispensable consultar a un médico experto en homeopatía.

- **Sanguinaria:** para las formas de migraña derecha acompañadas por llamaradas y pulsaciones violentas en la cabeza.

CURACIÓN CON PLANTAS

Gracias a una experiencia milenaria tenemos a nuestra disposición un enorme patrimonio de conocimientos sobre las propiedades médicas de las plantas.

Las últimas investigaciones botánicas, químicas y farmacológicas han intentado profundizar en los aspectos terapéuticos, sin por esto añadir mucho a lo que la sabiduría antigua ya nos había transmitido.

De hecho, a diferencia del fármaco sintético, la acción terapéutica de una planta no se corresponde con la suma de las propiedades de cada una de ellas; el resultado nunca es simple y tampoco exclusivamente relacionado con la presencia de su principio más activo, sino con la relación armónica de todos sus componentes.

A diferencia del fármaco químico, la planta no ejerce una acción rápida ni agresiva, sino siempre suave y gradual, con menores riesgos de efectos secundarios y de sobredosis.

En el tratamiento del dolor de cabeza los remedios vegetales pueden intervenir de modo directo y como elementos de apoyo para corregir una anómala condición básica.

Se pueden utilizar sobre todo en forma de potingues, infusiones y tinturas, pero hay que fijarse también en las formas de extracción de las plantas, es decir, de los aceites esenciales, valiosos por sus propiedades terapéuticas.

TISANAS, INFUSIONES Y TINTURAS

La tisana se hace hirviendo a fuego moderado dentro de un contenedor cubierto una cantidad prescrita de vegetal: durante 15 minutos si son partes tiernas (hojas), durante 30 en caso de partes leñosas o corteza, las cuales se tienen que macerar previamente en agua tibia. Para las plantas cuyos principios activos podrían resultar dañados por la ebullición es preferible utilizar la infusión, que se prepara vertiendo una cantidad suficiente de agua hirviendo directamente sobre el vegetal, y dejándolo reposar 5-15 minutos, según la cantidad de principios

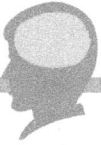

activos que se quieran extraer. Se aconseja cubrir el contenedor para evitar que las sustancias activas se volatilicen. La tintura se obtiene macerando el vegetal en un disolvente (en general alcohol etílico o vino); para este fin se utiliza un jarrón de cristal para dejar la mezcla durante el tiempo que se precise, agitando el contenedor por lo menos una vez al día. Pasado el tiempo de la maceración, el producto se filtra a través de un papel y se guarda en un frasco de cristal.

NOTA

Durante la preparación de infusiones y tisanas no se deben utilizar contenedores de metal sino de acero, para evitar que los principios activos se puedan alterar.

Si el empleo no es inmediato se tendrán que calentar al baño María. Las tinturas siempre hay que conservarlas en frascos de cristal. La cantidad de vegetal y la posología que aquí enunciamos son indicativas; para informaciones más específicas y adecuadas a cada caso concreto se aconseja dirigirse a un herbolario de confianza.

TISANA DE PRÍMULA

30 g de *Primula pratensis* (planta entera)

POSOLOGÍA
Una taza de tisana dos veces al día fuera de las comidas.

Indicaciones: *Cefalea con nerviosismo e insomnio.*

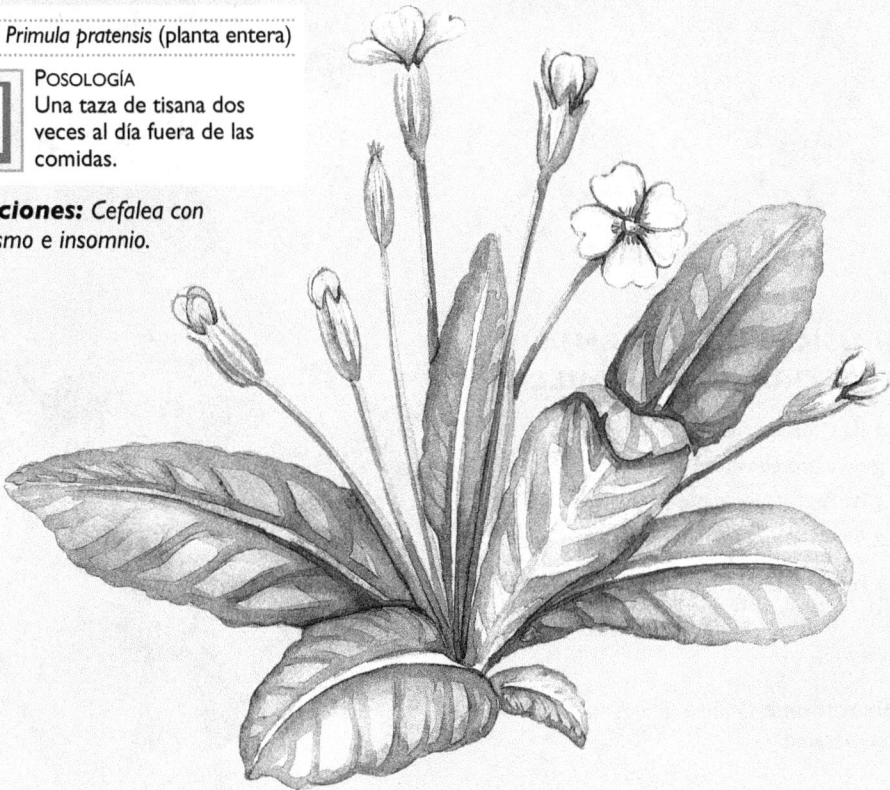

INFUSIÓN DE OLMARÍA, GROSELLERO Y FRESNO

30 g de *Spiraea ulmaria* (extremo de la planta)

60 g de *Ribes nigrum* (hojas)

30 g de *Fraxinus excelsior* (hojas)

POSOLOGÍA
Una taza de infusión cuando se precise.

Indicaciones: *Utilícese contra el dolor como un verdadero analgésico.*

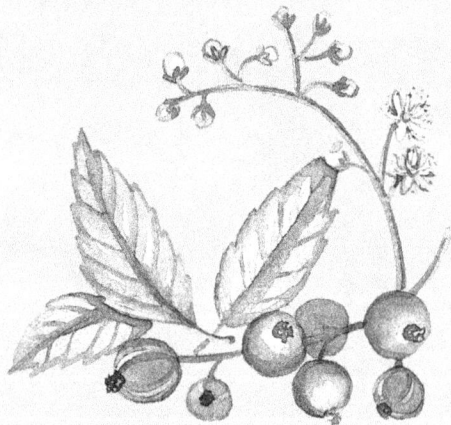

INFUSIÓN DE BOLDO, MENTA ALCACHOFA Y FRANGOLA

20 g de *Peumus boldus* (hojas)

30 g de *Cynara scolyum* (hojas)

20 g de *Frangula alnus* (corteza)

30 g de *Menta* (hojas)

POSOLOGÍA
Una taza de infusión después de cada comida.

Indicaciones:
Cefalea posprandial.

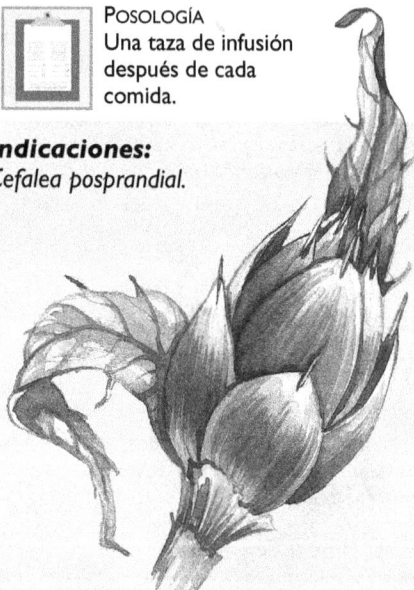

INFUSIÓN DE NARANJA, PASIFLORA Y CAMOMILLA

25 g de *Citrus aurantium* (hojas)

10 g de *Citrus aurantium* (flores)

30 g de *Pasiflora incarnata* (hojas)

25 g de *Matricaria chamomilla* (flores)

POSOLOGÍA
Una taza de infusión tres veces al día fuera de las comidas.

Indicaciones: *Cefalea de origen psicoemocional.*

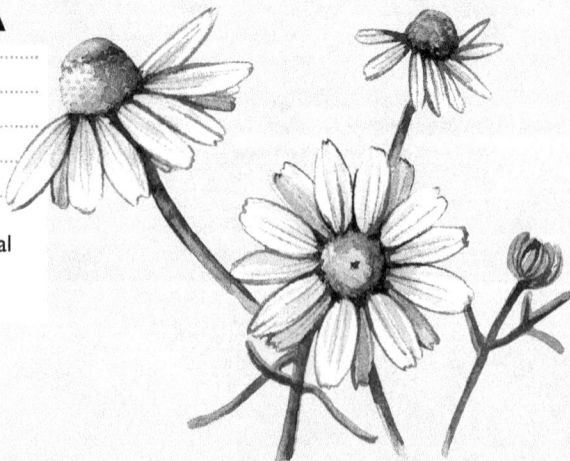

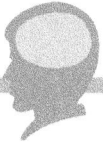

INFUSIÓN DE ROMERO

30 g de *Rosmarinum officinalis* (hojas)

POSOLOGÍA
Una taza de infusión
dos veces al día.

Indicaciones:
Cefalea con
astenia.

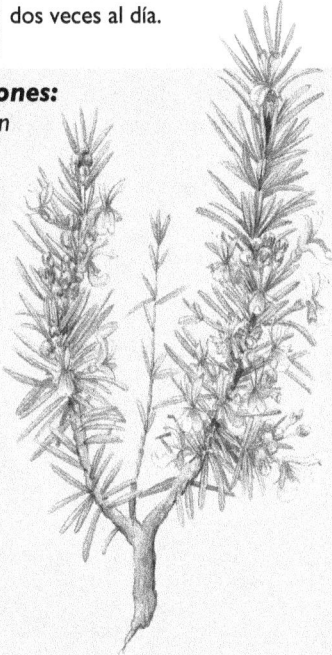

INFUSIÓN DE VALERIANA

15 g de *Valeriana officinalis* (rizoma)

POSOLOGÍA
Una taza de infusión
dos veces al día.

Indicaciones: *Cefalea con nerviosismo e insomnio nervioso.*

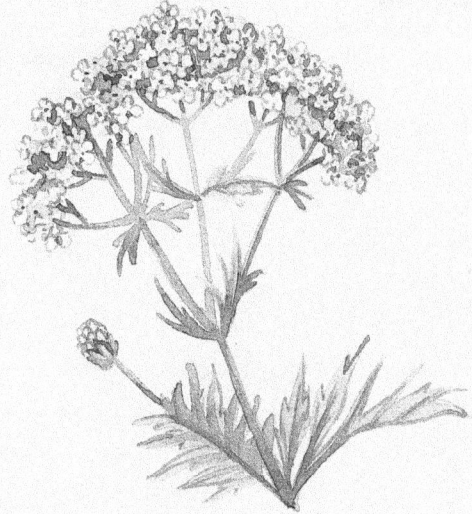

INFUSIÓN DE PASIFLORA CON LIMÓN

20 g de *Pasiflora incarnata* (hojas y flores)
1 limón

POSOLOGÍA
Una taza de infusión dos veces
al día después de añadir zumo
de limón.

Indicaciones: *Cefaleas vasomotoras.*

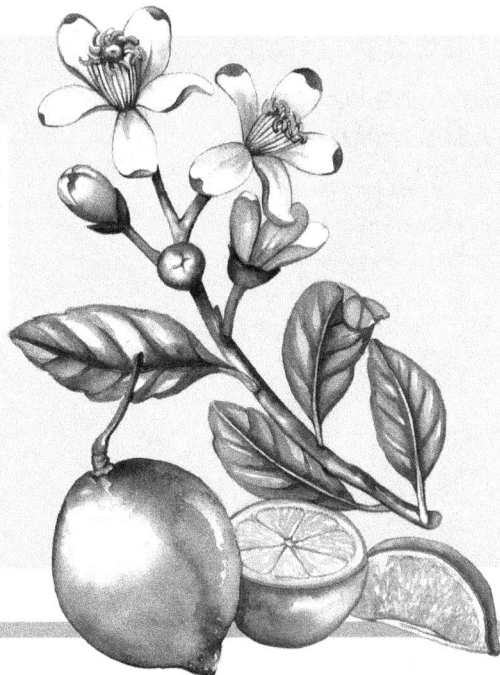

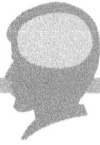

INFUSIÓN DE ALBAHACA

20 g de *Ocimum basilicum* (hojas)

POSOLOGÍA
Un vaso de infusión después de las comidas principales.

Indicaciones:
Cefaleas que precisan
una acción
antiespasmódica.

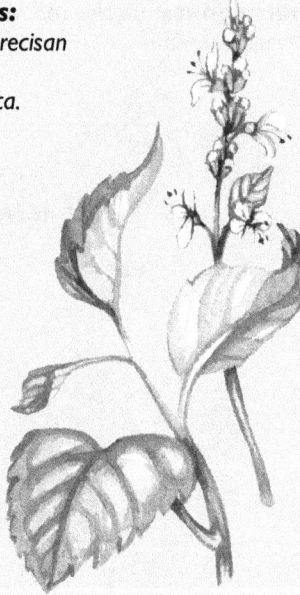

INFUSIÓN DE CAMOMILA

10 g de *Matricaria chamomilla* (flores)

POSOLOGÍA
Una taza de infusión antes de ir a dormir.

Indicaciones: *Cefaleas en las que conviene una acción tónico digestiva y moderadamente sedativa.*

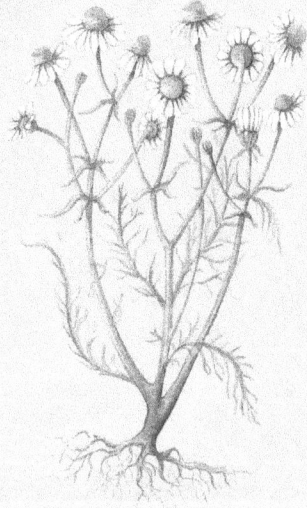

INFUSIÓN DE LAVANDA, HIERBA DE SAN JUAN Y VALERIANA

20 g de *Lavanda spica* (hojas)

20 g de *Hypericum perforatum* (hojas)

10 g de *Valeriana officinalis* (raíz)

POSOLOGÍA
Una tacita de infusión tres veces al día antes de las comidas.

Indicaciones: *Cefaleas rebeldes.*

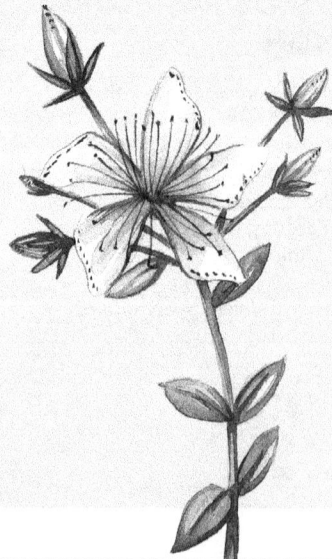

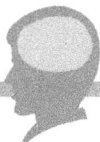

TINTURA DE PULSATILA
(PULSATILLA VULGARIS)

POSOLOGÍA
Tome 10 gotas de tintura en un poco de agua o en un terrón de azúcar, 3veces al día.

Indicaciones: *Dolor de cabeza persistente.*

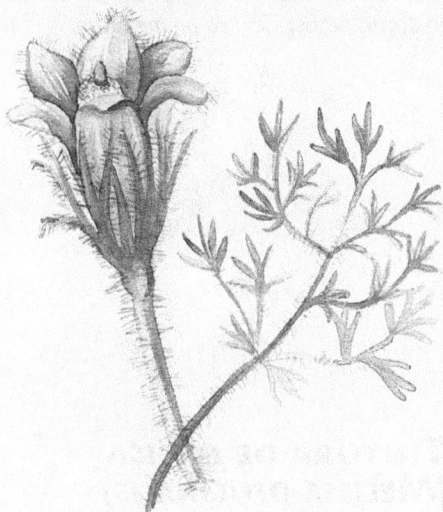

TINTURA DE LAVANDA
(LAVANDULA SPICA)

POSOLOGÍA
Tome 10 gotas de tintura en un poco de agua, 3 veces al día; en las cefaleas rebeldes, hasta 5 gotas cada cuarto de hora, no más de 5 veces.

Indicaciones: *Todas las formas de cefalea, incluso las rebeldes.*

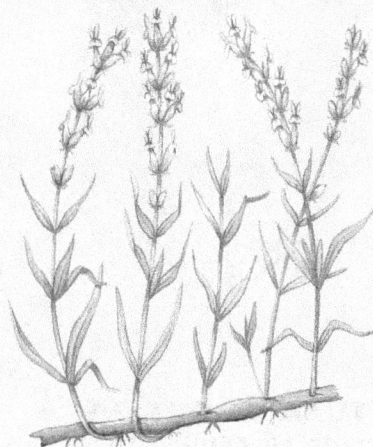

TINTURA DE GINEPRO
(JUNIPERUS COMMUNIS)

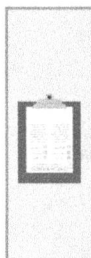

POSOLOGÍA
Utilice por vía tópica 2 o 3 gotas de tintura presionando ligeramente las sienes, la frente y la región occipital; y cada cuarto de hora en caso de estar padeciendo una crisis.

Indicaciones:
Todos los tipos de cefaleas.

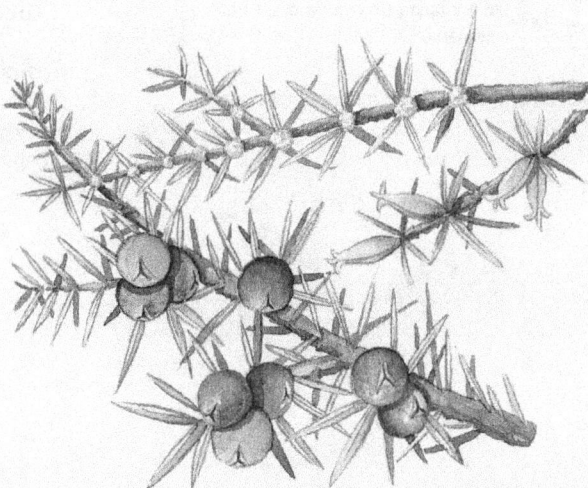

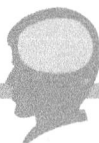

TINTURA DE HIERBA DE SAN JUAN (*HYPERICUM PERFORATUM*)

POSOLOGÍA
Tome 2 o 3 gotas de tintura en un poco de agua 15 minutos antes de las comidas, 2 veces al día.

Indicaciones: *Todos los tipos de cefalea.*

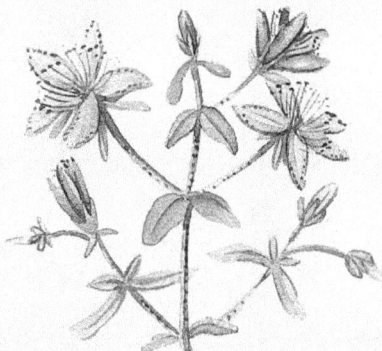

TINTURA DE VERGA DE ORO (*SOLIDAGO VIRGAUREA*)

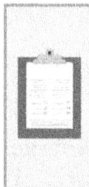

POSOLOGÍA
Tome en ayunas 10 gotas de tintura en un poco de agua, una semana antes y una después del ciclo. Si fuera necesario, puede aumentar la dosis hasta 15 gotas al día.

Indicaciones: *Cefalea premenstrual.*

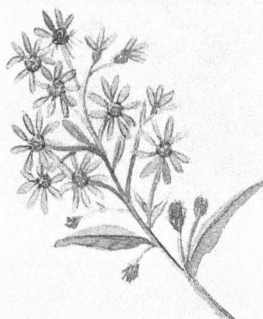

TINTURA DE ORTIGA (*URTICA URENS*)

POSOLOGÍA
Tome en ayunas 10 gotas de tintura en un poco de agua cuatro veces al día y hasta un máximo de una semana.

Indicaciones: *Cefalea con componente reumático.*

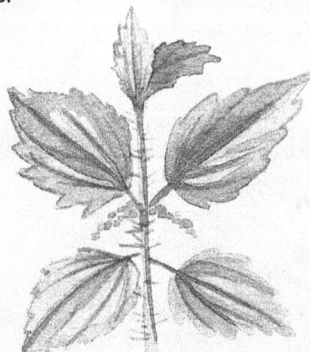

TINTURA DE MELISA (*MELISSA OFFICINALIS*)

POSOLOGÍA
Tome 10 gotas de tintura en un poco de agua, también durante periodos largos.

Indicaciones:
Cefaleas asociadas a depresiones.

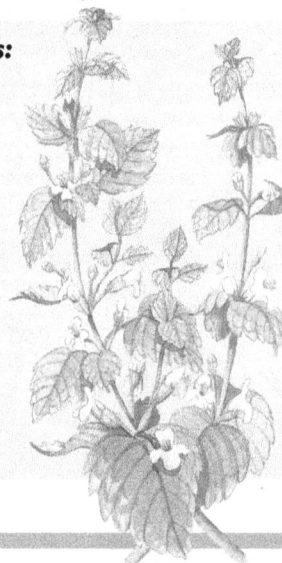

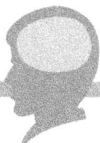

ACEITES ESENCIALES

Los aceites esenciales, conocidos también como esencias aromáticas, son sustancias líquidas, o en algunas ocasiones parcialmente sólidas, dotadas de olor aromático y perfumado, que presentan a veces un sabor agradable.

Se encuentran en las flores, frutas, hojas, semillas, raíces y cortezas de diferentes plantas medicamentosas. Se extraen exprimidas, por compresión, con disolventes y sobre todo a través de vapor de agua. Se pueden utilizar por vía tópica, con baños aromáticos, pediluvios y maniluvios, inhalación o vahos, gárgaras y enjuagues, compresas aplicadas en diferentes partes del cuerpo, masajes y fricciones.

Se pueden tomar también por vía oral, pero siempre diluidos y respetando en todo momento las dosis aconsejadas específicas para lo que se desea tratar.

Los aceites esenciales presentan propiedades farmacológicas diferentes por la heterogeneidad de su composición química. Para la curación del dolor de cabeza se aconsejan los aceites que tienen una acción analgésica tanto de carácter general como de carácter local. Se encuentran fácilmente en farmacias y herbolarios.

ALBAHACA

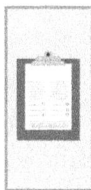

POSOLOGÍA
Tome 2-4 gotas de esencia en la bebida que prefiera tres veces al día.

Propiedades: *Antisépticas y estomáticas.*

Indicaciones: *Para aliviar el dolor en todo tipo de cefaleas.*

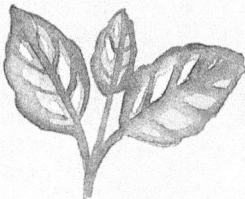

LAVANDA

POSOLOGÍA
Tome 2-4 gotas de esencia en una cucharita de miel 2-3 veces al día.

Propiedades: *Antiespasmódicas, analgésicas y bactericidas.*

Indicaciones: *Cefalea asociada a espasmos musculares e hipertensión arterial.*

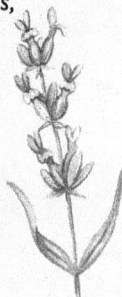

NOTA

El aceite esencial de lavanda puede también utilizarse para fricciones en las sienes.

LIMÓN

POSOLOGÍA
Tome 5-6 gotas de esencias al día en una cucharadita de miel o en una tisana tibia.

Propiedades: *Equilibrantes y desintoxicantes.*

Indicaciones: *Coadyuvante de fondo de todo tipo de cefalea.*

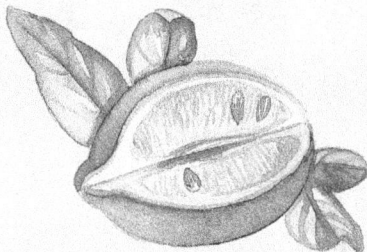

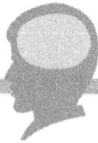

MEJORANA

POSOLOGÍA
Tome 5 gotas de esencias en una cucharita de miel tres veces al día.

Propiedades:
Antiespasmódicas, digestivas y calmantes.

Indicaciones:
Cualquier tipo de dolor de cabeza.

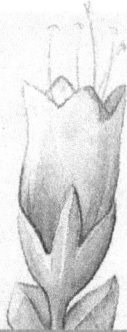

NOTA
Si se toma en dosis elevadas, el aceite esencial de mejorana puede tener el efecto de un estupefaciente.

MENTA

POSOLOGÍA
Tome 2-5 gotas de esencia al día en una cucharita de miel.

Propiedades:
Desensibilizante de las terminaciones nerviosas.

Indicaciones:
Todas las formas de cefaleas.

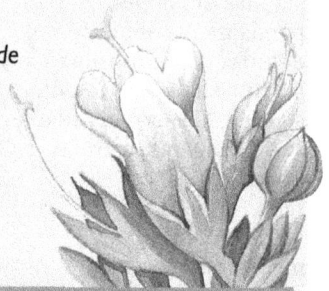

NOTA
El aceite esencial de menta piperita se puede usar puro para aplicar en las sienes. La ingestión de dosis elevadas puede causar insomnio.

NARANJA AMARGA

POSOLOGÍA
Tome 2 gotas de esencia en una cucharada de miel varias veces al día.

Propiedades: Ligeramente hipnóticas.
Indicaciones: Cefalea con insomnio.

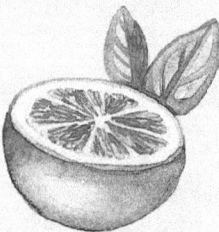

ROMERO

POSOLOGÍA
Tome 3 gotas de esencia en una cucharita de miel, 3-4 veces al día.

Propiedades:
Estimulantes a nivel corticosuprarrenal.

Indicaciones:
Cefaleas por mala digestión y disminución de la función hepática.

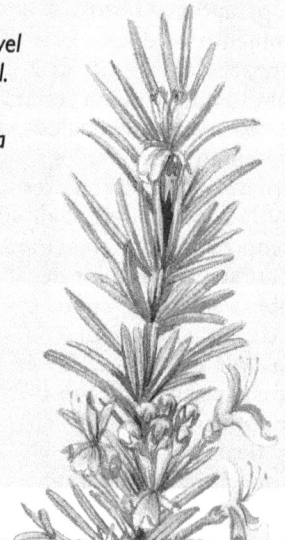

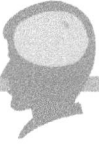

MUSICOTERAPIA, CROMOTERAPIA Y GEMOTERAPIA

LA MÚSICA

Desde los tiempos más remotos la energía sonora y, en especial, el conjunto de sonidos que constituyen la música ha sido útil para crear resonancias internas; oportunamente asociados y repetidos, determinados sonidos pueden suscitar calma, alimentar la agresividad, dar confianza, liberar el inconsciente de relaciones obsesivas, etc. Como es capaz de crear estados de ánimo y suscitar emociones, la música puede ser un eficaz coadyuvante terapéutico activando, en lo psicoemocional, reacciones ampliadas de resonancia interna individual. Por lo que se refiere al dolor de cabeza, se emplea la acción equilibradora de la música, la acción de los sonidos armónicos que se sobreponen a los de la naturaleza: el roce de las hojas, el ruido del viento o del agua que corre.

La interiorización de los sonidos de la naturaleza ayuda a encontrar el valor del sonido como fuerza cósmica capaz de ejercer en el organismo una acción armonizante. Muchos ritmos musicales están en sintonía con los principales ritmos del organismo; los del corazón y la respiración armonizan con las melodías del canto gregoriano, por lo que este induce a un estado de extremada calma y relajamiento.

Como coadyuvante terapéutico del dolor de cabeza se puede utilizar músicas con relajantes, buenas para la condición psicoemotiva del sujeto.

Para aplicaciones sonoras locales se pueden emplear notas musicales especiales; por ejemplo, la nota *la* (que da el diapasón para afinar los instrumentos musicales) se puede «aplicar» con éxito en lo alto de la cabeza, en la frente y en la nuca.

LOS COLORES

De la misma manera que el sonido, el color se puede utilizar, y es una energía que

puede ordenar las facultades psicoemotivas del individuo. En auge desde la Antigua Grecia, en China y en Egipto, este uso vuelve durante la Edad Media, como demuestran los artistas que crean cristaleras de muchos colores en las catedrales para suscitar resonancias emotivas en los fieles.

La ciencia médica moderna ha puesto en evidencia los beneficios sobre la salud de los rayos del sol, un condensado armónico de las bandas cromáticas comprendidas entre el infrarrojo y el ultravioleta.

La moderna cromoterapia se fundamenta en el principio de transmitir al sujeto las radiaciones cromáticas útiles para obtener un efecto equilibrador, teniendo en cuenta la diferente acción de los colores como:

— rojo: excitante y estimulante de la vitalidad;
— amarillo: antidepresivo y regulador del tono neuromuscular;

— naranja: tonificante endocrino y neurovegetativo;
— verde: relajante y equilibrante;
— azul: sedante y reposante;
— índigo: neurotonificante y favorecedor de la calma interior;
— violeta: descongestivo y relajante emocional.

Como coadyuvante terapéutico en el dolor de cabeza se puede utilizar sobre todo el azul, como baño cromático ambiental.

Para aplicaciones localizadas en especiales zonas energéticas son útiles sobre todo los siguientes colores:

— verde: en el extremo de la cabeza;
— índigo: en la frente;
— violeta: en la foseta yugular.

LOS CRISTALES

La gemoterapia es una práctica terapéutica que emplea las energías vibratorias de los minerales para equilibrar los

componentes psicofísicos del organismo. Estas actúan en el aura de las personas modificando su estado.

Para la curación del dolor de cabeza son muy indicados los siguientes minerales:

— amatista: para el dolor de cabeza ocasional;
— ojo de halcón: para las cefaleas crónicas;
— magnetita: para las cefaleas con componente neurálgico.

Es preferible que sean piedras sin tallar. Se limpian bajo el chorro del agua corriente unos minutos y después se cargan dejándolas a la luz del sol durante unas horas.

Se llevan como colgantes o fijadas con una tirita en la parte afectada, pero también se pueden colocar debajo de la almohada por la noche.

Para hacer baños terapéuticos se ponen unas piedras en una bañera con un poco de agua durante por lo menos dos horas; después se llena la bañera para sumergirse, sin otros aditivos, aproximadamente durante 30 minutos.

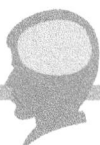

MEDICINA POPULAR

REMEDIOS DE EMERGENCIA

Se trata de una serie de preparados que emplean principios antiguos y nuevos, fruto de recientes descubrimientos pero también de conocimientos relacionados con antiguas tradiciones populares.

Su utilidad está en la facilidad de ejecución, en la absoluta falta de contraindicaciones y en la constante eficacia, si no para la definitiva resolución de la afección, sí para la atenuación o la interrupción del dolor. Se pueden emplear de modo temporal hasta lograr una curación definitiva, evitando los daños provocados por la ingesta de fármacos analgésicos. Nos limitaremos a citar los que pueden utilizarse como remedios de emergencia, para garantizar efectos inmediatos.

CATAPLASMA DE ARCILLA

Se mezcla una cierta cantidad de arcilla verde diluida con un poco de agua y una cuchara de aceite extra virgen de oliva, hasta obtener una consistencia pastosa. Se aplica el preparado, extendido entre dos telas, directamente en la frente o en la nuca a las primeras señales de dolor de cabeza (fase en la que resulta más eficaz), pero también con un episodio cefálico en acción. De esta manera es posible obtener una disminución gradual de la tensión y una atenuación progresiva del dolor.
La eficacia es mayor si la cataplasma se mantiene tibia durante media hora en un recipiente cerrado.

NOTA

Para potenciar el efecto analgésico se pueden añadir al empaste de arcilla 5 gotas de esencias de romero y 5 gotas de esencias de hamamelis.

CATAPLASMA DE CEBOLLA

Se aplica un empaste de cebolla bien triturada directamente en la zona cefálica afectada por el dolor durante un mínimo de 20 minutos.

NOTA

Este remedio se aconseja especialmente en las crisis de migraña.

COMPRESA DE CAMOMILA, LAVANDA Y MELISA

Se prepara la compresa con 20 g de flores de camomila, un puñado de lavanda y uno de melisa; se aplica en la frente con un trapo mojado en el preparado.

BAÑO DE VERBENA

Se pone un puñado de Verbena officinalis (planta seca) en un litro de agua tibia; después se procede al maniluvio o pediluvio. Repetir el tratamiento por lo menos dos veces al día como coadyuvante terapéutico o dos veces a la semana como prevención.

PEDILUVIO CON SALVIA, ORÉGANO Y LAVANDA

En aproximadamente 3 litros de agua se vierten 4 gotas de esencia de salvia, 2 gotas de esencia de orégano y 2 gotas de esencia de lavanda; a continuación se hace un pediluvio durante 20 minutos.

NOTA

Este remedio tiene un efecto lenitivo sobre el dolor pero, para garantizar un resultado analgésico, requiere tratamientos periódicos y prolongados.

MEDIDAS DE URGENCIA DURANTE UNA CRISIS

No se trata de terapias radicales, sino simples remedios para aliviar momentáneamente el dolor a la espera de utilizar principios más válidos y científicamente probados.

- Interrumpa el trabajo si comporta un excesivo esfuerzo o cansancio.
- Evite todo posible estímulo visual o sonoro.
- Apriete la cabeza con un trapo mojado y fresco.
- Aplique un cubito de hielo en la zona afectada.
- Masajee las sienes con aceite esencial de lavanda o de menta.

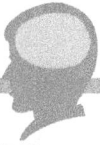

RECETAS ANTIGUAS PARA CURAR EL DOLOR DE CABEZA

Son fruto de experiencias transmitidas de generación en generación durante siglos. Fueron superadas en los decenios pasados por nuevos avances científicos y ahora vuelven con su sabor de autenticidad, despertando el interés de los estudiosos. El deseo de redescubrir estas recetas antiguas no es solamente curiosidad, sino también la voluntad de volver a acercarse a un mundo que pueda emplear terapias sencillas relacionadas con las necesidades inmediatas del hombre.

MASAJE CON VINO O CON ALCOHOL

Con los dedos mojados en vino o en alcohol se solían hacer masajes enérgicos en las sienes, en la frente encima de la raíz de la nariz, en la protuberancia mastoidea detrás de la oreja y en los músculos posteriores del cuello.

COMPRESA CON PATATAS HERVIDAS

Se cortaba y se hervía una patata con la piel y, aún tibia, se ponía sobre las sienes. En la misma zona se podía utilizar la pulpa de una patata cruda rallada o cortada en rodajas.

MEDALLAS DE PIEL DE LIMÓN

Una medalla de piel de limón podía servir para detener una crisis de migraña o de dolor de cabeza extendido; en el primer caso la aplicación se hacía en el lado que dolía, en el segundo tenía que ser bilateral.

PEDILUVIOS CON AGUA FRÍA Y AGUA CALIENTE

Con el estómago vacío se sumergían alternativamente los pies durante unos minutos en un cubo de agua caliente y durante un tiempo más corto en otro con agua fría. Este remedio se creía muy útil para el dolor de cabeza provocado por la menstruación.

UNA RECETA DEL ABAD KNEIPP

El precursor de la moderna hidroterapia recetaba a sus pacientes que anduvieran descalzos por la mañana temprano en la hierba mojada de rocío; se consideraba un tratamiento equilibrante, indicado sobre todo para prevenir el dolor de cabeza.

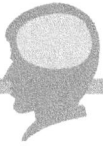

CONCLUSIÓN

Cuando examinamos la evolución de las patologías humanas durante los últimos siglos descubrimos, al lado de un incremento de enfermedades crónicas, degenerativas y neoplásicas, una progresiva expansión de patologías definidas como «esenciales», es decir, conectadas con una no bien determinada causalidad. Ya se trate de asma, alergias o hasta de la más difundida forma de dolor de cabeza, lo «esencial» es que siempre nos encontramos ante afecciones no muy bien definidas en su esencia, difíciles de curar con los principios químico-farmacológicos disponibles en la actualidad. Sobre todo por lo que se refiere al dolor de cabeza, la medicina moderna, no obstante los notables progresos realizados en el campo farmacológico, no ha podido combatir la afección en sus raíces; los tratamientos directos para la eliminación del dolor no influyen en la causalidad profunda de la enfermedad que, lejos de acabar, encuentra a veces en el mismo fármaco nuevo alimento.

La medicina natural, descuidando el síntoma, es propensa a considerar los numerosos factores (físicos, psíquicos y emocionales) que, a través de una acumulación de malestar, se han revelado determinantes cuando surge la enfermedad.

Alimentos inadecuados transformados de forma anómala en el intestino, un estado de estrés continuado, la falta de respeto de los ritmos biológicos, la inactividad física, una respiración insuficiente, las dinámicas mentales negativas pueden de hecho reflejarse en el organismo determinando, por una suma de elementos negativos, una gran sensación de malestar.

El dolor de cabeza solamente es una manifestación de esta sensación, una especie de timbre de alarma que señala el alcance inminente del límite.

Para lograr la curación no es suficiente con suprimir el

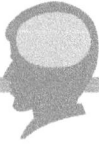

dolor, sino que se necesita intervenir en el conjunto de elementos negativos que lo soportan.

Corregir la negatividad restableciendo al máximo el equilibrio fisiológico del organismo es casi siempre suficiente para eliminar la mayor parte de los dolores de cabeza que no son secundarios a las afecciones orgánicas.

En los casos más resistentes se pueden indicar, como ampliamente se ilustra en este libro, terapias naturales e intervenciones manuales e instrumentales «limpias», es decir, no agresivas, cuyo objetivo es poner el organismo en condiciones para eliminar el dolor.

Es una estrategia de curación que aprovecha la intervención del médico pero, al mismo tiempo, despierta las potencialidades del paciente, que se transforma de esta manera en elemento activo en el propio estado de salud.

www.ingramcontent.com/pod-product-compliance
Lightning Source LLC
Chambersburg PA
CBHW081409270326
41931CB00016B/3432